新编临床药学基础与规范应用

郭慧 倪欣 潘益建 李慧 高芳芳 程川 主编

吉林科学技术出版社

图书在版编目（C I P）数据

新编临床药学基础与规范应用 / 郭慧等主编.
长春 ： 吉林科学技术出版社，2024. 8. -- ISBN 978-7
-5744-1699-4

Ⅰ. R97

中国国家版本馆 CIP 数据核字第 2024Y14P54 号

新编临床药学基础与规范应用

主　　编　郭　慧　等
出 版 人　宛　霞
责任编辑　李亚哲
封面设计　王　佳
制　　版　王　佳
幅面尺寸　185mm × 260mm
开　　本　16
字　　数　150 千字
印　　张　10
印　　数　1~1500 册
版　　次　2024 年8月第1 版
印　　次　2024年10月第1次印刷

出　　版　吉林科学技术出版社
发　　行　吉林科学技术出版社
地　　址　长春市福祉大路5788 号出版大厦A 座
邮　　编　130118
发行部电话/传真　0431-81629529 81629530 81629531
81629532 81629533 81629534
储运部电话　0431-86059116
编辑部电话　0431-81629510
印　　刷　廊坊市印艺阁数字科技有限公司

书　　号　ISBN 978-7-5744-1699-4
定　　价　60.00元

《新编临床药学基础与规范应用》

编委会

主　编

郭　慧　河南省药品评价中心

倪　欣　临朐县皮肤病防治站

潘益建　萍乡市上栗县人民医院

李　慧　菏泽市牡丹人民医院

高芳芳　伊犁哈萨克自治州奎屯医院

程　川　三亚市中医院

副主编

纪庭金　同济大学附属东方医院胶州医院

玉泽兵　南宁市社会福利医院

孟　颖　潍坊市第二人民医院

刘世平　赣州市章贡区中医院

李　艳　资阳市中医医院

邱　悦　赤峰市第二医院

王　宏　山东青岛中西医结合医院

编　委

余海忠　青海省第四人民医院

前　言

本书为药学基础与临床应用的最新科研成果。临床药物治疗学注重药物学与临床学的紧密联系，是以药物在临床治疗中的实际应用为目标。随着生命科学理论和技术的迅速发展，临床药物学在许多方面均取得了重大突破。本书从临床实用角度出发，结合临床用药现状，系统地阐述了药物学基础、药物治疗的一般原则、用药安全等基础理论，全面系统地介绍了临床常用药物：抗微生物药物、抗寄生虫药物等内容，从药物的作用、用法用量、不良反应等方面全面讲述了各类药物，内容科学实用、紧扣临床，资料新颖。

目 录

第一章　药物学基础

第一节　药物学总论

药物学是一门综合性学科。它包含药学许多方面的内容，并且与一些专门学科如药物治疗学、药理学、药剂学、药物化学等在内容上有一定程度的交叉，因此它涉足的领域具有相当的广度，但深度往往不如各有关专门学科。尽管如此，药物学仍是一门实用性很强的学科，其发展也在与时俱进和不断提高。

一、我国药物学史

药物学是一门古老的学科，在西方是如此，在我国也是如此。我国医药起源很早，古代典籍有“伏羲氏尝味百草”“神农尝百草”之说，虽然伏羲、神农是否实有其人尚待确定，但肯定有人将前人的发现、经验进行归纳、总结和提高。这也表明我国早在原始社会，人们通过长期的生产、生活实践，已逐渐认识了某些植物、动物、矿物的治疗作用。

根据现有史料记载，早在公元前 11 世纪以前的夏代和商代，我国就已有了酒和汤液的发明。周代的《诗经》《山海经》等著作中已收载许多种药物。长沙马王堆三号汉墓出土帛书《五十二病方》（据考证是公元前 3 世纪的写本）记载的药物达 242 种。秦汉之际，新的药物品种不断增加。西汉初年已有药物著作在民间流传。汉平帝元始五年（公元 5 年）曾征集天下通晓方术本草者来京师，“本草”已成为药物学的通称。《神农本草经》成书于公元 1–2 世纪，它总结了东汉以前的药物知识，是我国现存最早的药物学专书，收载药物 365 种。以后许多朝代都曾编修过本草。南北朝时陶弘景将《神农本草经》加以整理补充，汇编成《本草经集注》，药物由 365 种增加到 730 种，这是《神农本草经》以后药物学的又一次整理提高。显庆二年（公元 657 年）长孙无忌、苏敬等 20 余人编撰本草，并向各地征集药物标本，绘制成图，于显庆四年编成，收载药物 850 种，取名《新修本草》。这是我国第一部由国家颁行的药物学权威著作，有人认为它是世界上最早的一部国家药典。宋代官方与私人均从事本草的编修。宋初，政府曾组织编修《开宝本草》《嘉祐本草》《本草图经》，并颁行全国。四川名医唐慎微独力编成《经史证类备急本草》（简称《证类本草》），收载药物达 1 558 种，附单方验方 3 000 余首，为保存我国古代本草史料做出了贡献。明代李时珍所编《本草纲目》，集历代本草之大成，收载药物 1 892 种，附方 11 000 余首，共有插图 1 160 幅，内容非常丰富。1596 年出版以后，不仅在国内广为流传，而且还陆续译成德、日、英、法等文字，传播海外，成为国际上研究药学和生物学的宝贵参考资料。清代赵学敏编著《本草纲目拾遗》，收《本草纲目》未收载之药 700 余种，同时还博采国外及民间医药资料，内容极具参考价值。

鸦片战争（1840 年）以后，我国海禁大开，西方医药大量传入，从而于传统医药之外逐渐形成另一西方医药体系。反映在药物学著作方面，既有传统本草著述（如吴其浚的《植物名实图考》、屠道和的《本草汇纂》）和中西医结合的生药学（如赵黄等的《现代本草生药学》）的编撰，又有单纯介绍西方药物的著译作品，如傅约翰（亦译为傅兰雅）的《西药大成》及洪士提反的译作《万国药方》等。

此后，药物学著作的编撰出版逐渐增多，至中华人民共和国成立以前，陆续出版的有戴虹溥的《新体实用药物学》、梁心的《新纂药物学》、吴建瀛的《实用药物学》、顾学裘的《现代药物学》等，对普及西方药物知识起到了有益作用。中华人民共和国成立以后，特别是改革开放之后，药物学书籍更如雨后春笋和百花争艳般地大量呈现，内容丰富、各具特色，对我国医药事业的发展起到重要的作用。

二、药物的来源及植物药的成分

（一）药物的来源

药物来源有二，一是自然界，二是人工制备（包括仿生药）。来自自然界的药物为天然药物，包括中药及一部分西药；来自人工制备的药物为化学药物，包括大部分西药。

天然药物，特别是中药，大都经过长时间的临床使用，其疗效多已肯定，使用安全性较高，因此近年来受到各国医药界的重视。相比之下，化学药物则由于某些品种不良反应较大，有的不良反应还需要较长期使用后才能发现，其潜在的不安全性使人们转而注意天然药物。但习惯上认为中药较为安全的看法也被近来发生的某些“木通”类的肾毒性所改变。

植物性天然药物（植物药）在天然药物（包括中药）中占较大比例，它的化学成分一直受到人们的注意。经过近百年的研究，其成分现已大体为人们所了解。

（二）较重要的植物药化学成分

1.生物碱（赝碱）

生物碱是一类含氮的碱性有机物质，大多数为无色或白色的结晶性粉末或细小结晶，味苦，少数是液体（如槟榔碱）或有颜色（如小檗碱）。在水内多数难溶，比较易溶于有机溶剂，如醚、氯仿、醇等（但与酸化合成盐后，就易溶于水，能溶或稍溶于醇，而难溶于醚、氯仿等）。这类成分一般都具有相当强烈的生理作用。重要的生物碱有吗啡、可待因（含于阿片）、奎宁（含于金鸡纳树皮）、咖啡因（含于茶叶、咖啡豆）、阿托品（含于颠茄等）、东莨菪碱（含于洋金花）、士的宁（含于番木瓜）、依来丁（含于吐根）、麻黄碱（含于麻黄）、可卡因（含于古柯叶）、毒扁豆碱（含于毒扁豆）、毛果芸香碱（含于毛果芸香）、麦角新碱、麦角胺（含于麦角）、小檗碱（含于黄连、黄柏、三颗针等）、四氢帕马丁（含于元胡）、粉防已碱（含于粉防己）等。

2.多聚糖（多糖）

多糖是由 10 个以上的单糖基通过苷键连接而成的聚合糖高分子碳水化合物，一般多聚糖常由几百甚至几千个单糖组成。许多中草药中含有的多糖具有免疫促进作用，如黄芪多糖。从香菇中分离出的香菇多糖具有明显抑制实验动物肿瘤生长的作用。鹿茸多糖则可抗溃疡。

3.苷（配糖体、糖杂体）

苷是糖或糖的衍生物与另一称为苷元（苷元或配基）的非糖物质，通过糖端的碳原子连接而成的化合物。苷的共性在糖的部分，而苷元部分几乎包罗各种类型的天然成分，故其性质各异。苷大多数是无色无臭的结晶或粉末，味苦或无味；多能溶于水与烯醇，亦能溶于其他溶剂；遇湿气及酶或酸、碱时即能被分解，生成苷元和糖。苷类可根据苷键原子不同而分为氧苷、硫苷、氮苷和碳苷，其中氧苷最为常见。

氧苷以苷元不同，又可分为醇苷、酚苷、氯苷、酯昔、吲哚苷等，现简述如下。

（1）醇苷：如具有适应原样作用的红景天苷和具有解痉止痛作用的獐牙菜苦苷均属醇苷。醇苷苷元中不少属于萜类和甾醇类化合物，其中强心苷和皂苷是重要的类型。含有强心苷的药物有洋地黄、羊角拗、夹竹桃、铃兰等。皂苷是一类比较复杂的苷类化合物，广泛存在于植物界，它大多可以溶于水，振摇后可生成胶体溶液，并具有持久性、似肥皂溶液的泡沫。皂苷是由皂苷元和糖、糖醛酸或其他有机酸组成。按照皂苷被水解后所生成的苷元结构，皂苷可分为两大类：甾体皂苷和三萜皂苷。薯蓣科薯蓣属许多植物所含的薯蓣皂苷元属于甾体皂苷；三萜皂苷在自然界的分布也很广泛，种类很多，如桔梗、人参、三七、甘草、远志、柴胡等均含有三萜皂苷。

（2）酚苷：黄酮、蒽醌类化合物通过酚羟基而形成黄酮苷、蒽醌苷。如芦丁、橙皮苷均属黄酮苷，分解后可产生具有药理活性的黄酮；大黄、芦荟、白番泻叶等含有蒽醌苷，分解后产生的蒽醌具有导泻作用。

（3）氰苷：氰苷易水解而产生羟腈，后者很不稳定，可迅速分解为醛酮和氢氰酸。如苦杏仁苷属于芳香族氰苷，分解所释出的少量氢氰酸具有镇咳作用。

（4）酯苷：如土槿皮中的抗真菌成分属酯苷。

（5）吲哚苷：如中药所含的靛苷是一种吲哚苷，其苷元吲哚醇氧化成靛蓝，具有抗病毒作用。

4.黄酮

黄酮为广泛存在于植物界中的一类黄色素，大都与糖类结合为苷状结构存在，多具有降血脂、扩张冠脉、止血、镇咳、祛痰、降低血管脆性等作用。银杏、毛冬青、黄芩、陈皮、枳实、紫菀、满山红、紫花杜鹃、小叶枇杷、芫花、槐米、蒲黄等都含有此成分。

5.内酯和香豆素（精）

内酯属含氧类杂环化合物。香豆素系邻羟基桂皮酸的内酯，为内酯中的一大类，单独存在或与糖结合成苷，可有镇咳、祛痰、平喘、抑菌、扩张冠脉、抗辐射等作用，含存于秦皮、矮地茶、补骨脂、蛇床子、白芷、前胡等。其他内酯含存于穿心莲、白头翁、当归、银杏叶等，具有各自的特殊作用。

6.甾醇

甾醇常与油脂类共存于种子和花粉粒中，也可能与糖结合成苷。β-谷甾醇（黄柏、黄芩、人参、附子、天门冬、铁包金等含有）、豆甾醇（柴胡、汉防己、人参、款冬、黄柏等含有）、麦角甾醇（麦角、灵芝、猪苓等含有）及胆甾醇（即胆固醇，含于牛黄、蟾酥等）都属本类成分。

7.木脂素

多存在于植物的木部和树脂中，因此而得名。多数为游离状态，也有一些结合成苷。五味子、细辛、红花、连翘、牛蒡子含此成分。

8.萜类

萜类为具有（C_5H_8）$_n$通式的化合物及其含氧与饱和程度不等的衍生物。中草药的一些挥发油、树脂、苦味素、色素等成分，大多属于萜类或含有萜类成分。

9.挥发油（精油）

挥发油是一类混合物，其中常含数种乃至十数种化合物，主要成分是萜类及其含氧衍生物，具有挥发性，大多是无色或微黄色透明液体，具有特殊的香味，多比水轻，在水内稍溶或不溶，能溶于醇、醚等。其主要用途是调味、祛风、防腐、镇痛、通经、祛痰、镇咳、平喘等。含挥发油的中药很多，如陈皮、丁香、薄荷、茴香、八角茴香、桂皮、豆蔻、姜、桉叶、细辛、白芷、当归、川芎、芸香草等。

10.树脂

树脂均为混合物，主要的组成成分是二萜和三萜类衍生物，有的还包括木脂素类。多由挥发油经化学变化后生成，不溶于水，能溶于醇及醚。如松香就是一种树脂。树脂溶解于挥发油，即为“油树脂”。油树脂内如含有芳香酸（如苯甲酸、桂皮酸等），则称为“香胶”或“树香”，也称作“香树脂”。

11.树胶

树胶是由树干渗出的一种固胶体，为糖类的衍生物。能溶于水，但不溶于醇，如阿拉伯胶、西黄芪胶等。

12.鞣质

鞣质从音译又名“单宁”。中药中含此成分较多的是五倍子、茶、大黄、石榴皮，其他树皮、叶、果实也常含有。鞣质多具收敛涩味，遇三氯化铁液变黑色，遇蛋白质、胶质、生物碱等能产生沉淀，氧化后变为赤色或褐色。常见的五倍子鞣质亦称鞣酸，用酸水解时，分解出糖与五倍子酸，因此也可看作是苷。临床上用于止血和解毒。

13.有机酸

有机酸广泛存在于植物中，未熟的果实内尤多，往往和钙、钾等结合成盐，常见的枸橼酸、苹果酸、蚁酸、乳酸、琥珀酸、酒石酸、草酸、罂粟酸等。

第二节　药物效应动力学

一、药物的基本作用

药物作用是指药物对机体所产生的初始作用，是动因，是分子反应机制。药物效应指初始作用所引起的机体功能和（或）形态改变，是继发的。例如，肾上腺素对支气管平滑肌的初始作用是激动支气管平滑肌细胞膜上的β2 受体，并引起一系列生化反应。其效应则是使支气管平滑肌松弛。但习惯上，药物作用与药物效应两者常互相通用。

（一）兴奋作用和抑制作用

任何药物都不能使机体产生新的作用，只能使机体原有的功能水平发生改变。使原有功能提高的称为兴奋、亢进，功能降低的称为抑制、麻痹。过度兴奋转入衰竭，是另外一种性质的抑制。

（二）药物作用的选择性

1.概念

药物作用的选择性是指同一剂量的某一药物对不同的组织器官引起不同（兴奋或抑制，强度亦可不同）的反应。

2.机制

产生选择性的机制多种多样，如药物在体内分布不匀；与不同的组织、受体、受体亚型亲和力不同；各组织器官结构不同、生化过程有差异等。

3.特点

药物作用的选择性是相对的，有的药物选择性较高，有的药物则选择性较低。同一药物剂量小时往往选择性较高，剂量增大后则选择性降低。如主要兴奋大脑皮质的咖啡因剂量增大时可兴奋皮质下中枢和脊髓。

4.意义

通常选择性高的药物针对性强，是研制新药的主要方向。但少数情况下，选择性低的药物如广谱抗菌药、广谱抗心律失常药在应用上也有方便之处。

（三）局部作用和全身作用

从药物的作用部位来看，药物作用可分为局部作用和全身作用两种。局部作用指药物被吸收进入血液之前对其所接触组织的直接作用。全身作用指药物进入血液循环后，分布到全身各部位引起的作用，也称吸收作用或系统作用。

二、药物反应

药物作用具有两重性。凡符合用药目的，达到防治疾病效果的称为治疗作用。凡不符合用药目的，甚或引起不利于患者的反应称为不良反应。显然，区分标准为是否符合用药目的。

治疗作用又分为对因治疗和对症治疗。前者用药目的在于消除原发病因，称为治本。

后者用药目的在于缓解症状，称为治标。两者均很重要。我国医学认为应该“急则治标，缓则治本”，最后达到标本兼治。

（一）不良反应

不良反应是药物在治疗剂量时出现的与治疗目的无关的作用。不良反应是与治疗作用同时发生的药物固有作用，会给患者带来不适，但多数可以自行恢复的功能性变化。不良反应的发生是药物选择性不高、作用广泛所致。当把某药的某一药理作用当作治疗作用时，其他药理作用就成为与治疗目的无关的不良反应。多数药物的作用并非单一，而是多靶位、多机制、多效应的。如阿托品可阻断多部位的M胆碱受体，产生扩瞳、心率加快、抑制腺体分泌和松弛平滑肌等多种效应。当阿托品用于缓解内脏绞痛时，其松弛平滑肌的作用符合用药目的，因此是治疗作用。而其他作用因不符合用药目的，就是不良反应，如抑制腺体分泌可致的口干等。而当阿托品用作麻醉前给药以预防呼吸道并发症时，其抑制腺体分泌的作用是治疗作用，而其他作用就是不良反应，如松弛平滑肌所致的腹胀等。所以，不良反应是可以随着用药目的的改变而改变的。

不良反应是药物本身所固有的，是在常用剂量下发生的，可以预知，难以避免，但可设法纠正。如吸入麻醉药可刺激呼吸道腺体分泌，合用抗胆碱药可有预防作用。

局部刺激性也是不良反应的一种。不论何种给药途径（口服、吸入、注射等）均可产生，主要由药物制剂本身的理化性质引起。口服药物刺激胃肠道黏膜可引起恶心、呕吐、腹痛、溃疡、出血等。静脉麻醉药羟丁酸钠口服虽能吸收，但因可引起呕吐，所以临床均采用静脉注射的方式给药。吸入麻醉药中的乙醚对呼吸道的刺激性很强，可引起呛咳、屏气、喉痉挛和反射性呼吸停止，并引起呼吸道分泌物增加，同时可刺激眼球引起眼结膜炎。因此，乙醚麻醉前应给予阿托品以减少腺体分泌，用眼膏涂于眼部并敷以橡胶片。此外，异氟烷、地氟烷亦有一定的刺激性，但比乙醚刺激性小，恩氟烷、氟烷、甲氧氟烷、七氟烷和氧化亚氮对呼吸道无明显刺激性。

静脉麻醉药中，硫喷妥钠局部刺激性最强，因其药液为强碱性，pH＞10，肌内注射时可引起疼痛、硬结和坏死，故应少用，必须应用时需深部注射。静脉注射时可引起局部疼痛、静脉炎，漏出血管外可造成组织坏死。一旦发生，应立即停药，局部热敷并给普鲁卡因封闭；若误入动脉，可引起动脉强烈收缩、肢体和指端剧痛、皮肤苍白、脉搏消失。此时应立即从动脉注入血管扩张药（利多卡因、罂粟碱等），以及做臂丛阻滞，以解除动脉痉挛。若处理不当，可造成肢体坏死。依托咪酯、丙泊酚均可引起注射部位疼痛和局部静脉炎。氯胺酮和羟丁酸钠则无明显刺激性。目前临床常用的局部麻醉药和肌松药的局部刺激性均不明显。瑞芬太尼制剂内含甘氨酸，不能用于椎管内注射。

（二）毒性反应

1.毒性反应的发生原因

毒性反应主要由于药物剂量过大或用药时间过长所引起。有时剂量虽在规定范围内，但由于机体对药物的敏感性增高，也可引起毒性反应。毒性反应通常比不良反应严重，但也是可以预知、可以避免的。如所有的挥发性麻醉药都可因吸入浓度过高导致血压下降。恩氟烷吸入浓度过高时还可引起惊厥性脑电图变化和肢体抽搐等。即使是对呼吸抑制比较轻微的氯胺酮、羟丁酸钠，在大剂量使用时，也可引起严重的呼吸衰竭。

剂量不当是引起毒性反应的主要原因，控制剂量和给药间隔及剂量个体化（用药剂量因人而异）是防止毒性反应的主要措施。必要时，可停药改用其他药物或联合使用可对抗其毒性的药物。如氟化吸入麻醉药与氧化亚氮（N_2O）合用，N_2O 的心血管兴奋作用可减轻氟化吸入麻醉药的心血管抑制作用。

2.急性毒性和慢性毒性

毒性反应中，因剂量过大而迅速发生者，称为急性毒性；因长期用药而逐渐发生者，称为慢性毒性或长期毒性。如毒性极低的 N_2O 长期使用可抑制骨髓功能。

3.“三致”作用

致突变、致畸和致癌作用统称为“三致”作用，属于特殊的慢性毒性反应，是药物损伤细胞遗传物质引起的，是评价药物安全性的重要指标。药物损伤 DNA，干扰 DNA 复制所引起的基因变异或染色体畸变称致突变，引起此变异的物质称为突变原。基因突变发生于胚胎生长细胞可致畸胎，发生于一般组织细胞可致癌。药物通过妊娠母体进入胚胎，干扰正常胚胎发育，导致胎儿发生永久性形态结构异常的作用称为致畸作用。具有致畸作用的物质称为致畸因子或致畸原，阿司匹林、苯二氮䓬类、华法林、苯妥英钠均有一定的致畸作用。妊娠第3周至第3个月末是胎儿器官的分化形成期，最易造成畸胎，此期最好不要用药。药物造成DNA或染色体损伤，使抑癌基因失活或原癌基因激活，导致正常细胞转化为肿瘤细胞的作用称为致癌作用。具有致癌作用的物质称为致癌因子。砷化合物、氯霉素、环磷酰胺等均有一定致癌作用。具有致突变作用的药物同样具有致癌和致畸作用，如抗肿瘤药物烷化剂。

（三）后遗效应（后效应）

停药后血浆中的药物浓度已降至阈浓度（最低有效浓度）以下残存的药理效应称为后遗效应。如睡前服用长效巴比妥类苯巴比妥后，次晨仍感头晕、头痛、乏力、困倦、嗜睡等，被称为“宿醉”现象，便是后遗效应的一种。后遗效应也可能比较持久，如长期应用肾上腺皮质激素，由于其对腺垂体的负反馈抑制作用引起肾上腺皮质萎缩，一旦停药后，肾上腺皮质功能低下，数月内难以恢复。

硫喷妥钠静脉注射后10~20秒即可使意识消失。由于该药迅速由脑组织“再分布”到肌肉、脂肪等组织，15~20分钟便可出现初醒现象。醒后仍有“宿醉”现象，这就是后遗效应，系因硫喷妥钠由肌肉、脂肪组织缓慢释放到血液所致。

（四）继发反应

由药物的治疗作用（符合用药目的）所引起的直接不良后果（不符合用药目的）称为继发反应或治疗矛盾。如长期使用广谱抗生素时，由于改变了肠道正常菌群，敏感细菌被消灭，不敏感的细菌如葡萄球菌或真菌大量繁殖，导致葡萄球菌肠炎（假膜性肠炎）或假丝酵母菌病（菌群交替症）等继发性感染（二重感染）即是继发反应。

（五）变态反应

变态反应又称超敏反应，是机体受到某些抗原刺激时，出现生理功能紊乱或组织细胞损伤的异常适应性免疫应答所致。

Gell和Coombs根据超敏反应发生机制和临床特点，将其分为4型：I型超敏反应，即速发型超敏反应，又称I型变态反应；II型超敏反应，即细胞毒型或细胞溶解型超敏反应；III型超敏反应，即免疫复合物型超敏反应；IV型超敏反应，即迟发型超敏反应。

药物引起的变态反应指药物引起的病理学免疫反应，其中，I型变态反应的反应类型、性质和严重程度与药物原有效应及剂量无关。药物本身、药物的代谢产物、制剂中的杂质或辅料均可成为变应原，即能引起变态反应的抗原。大分子多肽、蛋白质类药物可直接具有抗原性，小分子药物可能作为半抗原与体内蛋白质结合形成抗原。药物变态反应的特点：①过敏体质容易发生。②首次用药很少发生，需在第一次接触药物后7~14天（敏化过程或致敏过程），第二次或多次用药后出现。但有少数人第一次用药即可出现，可能存在隐匿性敏化过程而自己不知。③已致敏者其过敏性可能消退，多数可能保持终生。④结构相似的药物可有交叉变态反应。⑤皮肤敏感试验可有假阳性或假阴性。

1.变态反应的表现

变态反应的表现各药不同，各人也不同，形式多样，严重程度不一。轻者有皮疹、发热、血管神经性水肿，重者有哮喘、血清病样反应、造血系统抑制和肝、肾功能损害，最严重的表现是过敏性休克，以青霉素较为常见。值得一提的是，几乎所有的药物，包括一些抗过敏药都可能引起变态反应。有些变态反应是在以前多次用过该药均无明显不良反应之后才出现的。

2.麻醉药物引起的变态反应

有关吸入麻醉药引起变态反应的报道甚少。但在对“氟烷相关肝炎”发病机制的研究中，在部分病例体内检出了氟烷相关性抗体。这种抗体可诱导正常淋巴细胞对抗被抗体包裹的肝细胞的细胞毒性，提示免疫细胞是“氟烷相关肝炎”的发病机制之一。鉴于含氟吸入麻醉药之间存在交叉变态反应，故发生过“氟烷相关肝炎”者不宜再使用其他含氟吸入麻醉药。

静脉麻醉药中，安泰酮和丙泮尼地的变态反应发生率最高（0.1%），但病死率较低；硫喷妥钠变态反应的发生率虽较低，但病死率甚高，在报道的45例静脉注射硫喷妥钠后的变态反应中有6例死亡。氯胺酮、依托咪酯、丙泊酚的变态反应甚少报道。

真正局麻药引起的变态反应极少，低于局麻药不良反应的1%。很多所谓的局麻药变态反应可能是毒性反应、高敏反应或加入肾上腺素引起的反应。酯类局麻药比酰胺类局麻药较易引起变态反应，同类局麻药之间有交叉变态反应，但两类局麻药之间无交叉变态反应。对疑为酯类局麻药过敏者应换用酰胺类局麻药，反之亦然。皮肤敏感试验的阳性符合率不高。

琥珀胆碱和非去极化肌松药的变态反应均有报道，但未见交叉过敏者。非去极化肌松药中，以筒箭毒碱、阿曲库铵较易引起变态反应。加拉碘铵的变态反应亦有报道。

3.变态反应的防治原则

（1）变态反应的防治原则：①询问药物过敏史，避免使用可疑药物；②皮肤敏感试验；③严密观察患者，警惕过敏先兆；④做好抢救过敏性休克的准备。

（2）防治药物的作用：①脱敏；②阻止活性介质释放；③对抗活性介质作用；④改善效应器官的反应性。

4.防治变态反应的主要药物

（1）肾上腺素：肾上腺素是治疗过敏性休克的首选药。肾上腺素激动心脏的β_1受体，使心肌收缩力增强、心率加快、血压升高；激动支气管平滑肌的β_2受体使之舒张，从而缓解哮喘；激动支气管黏膜血管的α受体使之收缩，从而降低毛细血管通透性，消除黏膜水肿；激动β受体抑制肥大细胞脱颗粒，减少过敏介质释放并能扩张冠状动脉。因此，肾上腺素能迅速缓解过敏性休克的各种症状，挽救患者生命。

（2）抗组胺药：组胺主要存在于肥大细胞和嗜碱性粒细胞中，在变态反应中起重要作用。组胺受体有H_1、H_2、H_3 3型。H_1受体阻滞剂（苯海拉明、异丙嗪、曲吡那敏、氯苯那敏、特非那定等）、H_2受体阻滞剂（西咪替丁、雷尼替丁、法莫替丁、尼扎替丁、乙溴替丁等）均可用于变态反应性疾病。两类药物合用往往效果更好。

（3）肾上腺糖皮质激素：此类药物具有强大的抗炎、抗休克及免疫抑制作用，对免疫过程的许多环节均有抑制作用，故可用于各种严重的变态反应。

5.过敏性休克的抢救

过敏性休克发病迅速、病情凶险、病死率高，必须争分夺秒积极抢救患者。过敏性休克的主要症状有胸闷、呼吸困难、冷汗、发绀、血压下降、昏迷和抽搐等。一旦发现，应立即停药，迅速注射肾上腺素，可皮下注射或肌内注射，必要时稀释后缓慢静脉注射或静脉滴注。可酌情加用糖皮质激素和抗组胺药。同时应给予支持治疗，如吸氧、控制呼吸、输液及升压药物的应用等。

（六）类变态反应

类变态反应不需预先接触抗原，无敏化过程，也无抗体参与，可能与药物直接促使组胺释放有关。某些静脉麻醉药、局麻药、肌松药和麻醉性镇痛药均可直接促使肥大细胞和嗜碱性粒细胞释放组胺；有些药物则通过补体旁路系统激活 C_3，释放介质；还有些药物（右旋糖酐等）因注射速度过快或与其他药物混合使蛋白质与循环中某些免疫球蛋白（IgM 或 IgG）发生沉淀而引起类变态反应。类变态反应的临床表现与变态反应相似。

输注右旋糖酐时应严密观察，对轻度变态反应可用抗组胺药治疗；一旦出现休克，则按过敏性休克处理。

（七）特异质反应

机体对某些药物产生的遗传性异常反应称为特异质反应。目前认为特异质反应指少数遗传缺陷者，表现为特定的生化（蛋白质、酶）功能的缺损，造成对药物反应的异常（通常是特别敏感）。这种反应不是变态反应，不需要预先敏化过程，无免疫机制参与。如遗传性血浆胆碱酯酶缺陷者（西方人多见），常规剂量的琥珀胆碱就可引起长时间呼吸麻痹。又如葡萄糖-6-磷酸脱氢酶（G-6-PD）缺乏者，在接受伯氨喹、奎宁、氯霉素、磺胺类或维生素 K 治疗时，易发生高铁血红蛋白血症和溶血现象。先天性胆碱酯酶活性低下者，琥珀胆碱的肌松作用增强，易发生呼吸抑制。

（八）药物依赖性

药物依赖性由长期使用有依赖性潜力的物质引起。

（九）停药反应

长期使用某些药物，突然停药使原有疾病症状迅速重现或加重的现象称为停药反应或反跳现象。如长期使用β受体阻滞剂治疗高血压或冠心病，一旦突然停药就会出现血压升高或心绞痛发作。巴比妥类能延长睡眠时间，但缩短快波睡眠时间，当久用而停药后，快波睡眠时间会比用药前更长，并伴有多梦。这种伴有多梦的反跳现象促使某些人不愿停药而长期服用，成为产生依赖性的原因之一。苯二氮䓬类和糖皮质激素类药物也可引起停药反应。

为避免停药反应，结束治疗时应逐渐减量后停药，或在减量的同时加用有类似治疗作用的其他药物。一旦出现停药反应，需要重新开始治疗。

三、药物作用的构效、时效和量效关系

（一）构效关系

药物的化学结构与其效应的关系称为构效关系。药物作用的特异性取决于化学反应的专一性，后者取决于药物的化学结构，包括基本骨架、活性基团、侧链长短、立体构型、旋光性、手型等。多数药物的左旋体药理活性较强，而右旋体较弱或全无。但也有少数药物的右旋体作用强，如右旋糖酐、氯化筒箭毒碱等。同类药物往往有相同的基本骨架，若其他结构稍有变化，便可有强度上或性质上（后者如同一受体的激动剂和阻滞剂）的改变。但也有部分药物的作用与其结构关系不大，如吸入麻醉药。

了解药物的构效关系不仅有助于理解药物的作用机制，对寻找和合成新药也具有指导意义。

（二）时效关系

药物效应与时间的关系称为时效关系。药物效应常随着时间的变化而变化。从给药到开始出现效应的一段时间称为潜伏期，主要反映药物的吸收、分布过程和起效的快慢。静脉注射时无吸收过程，但可能有潜伏期。根据潜伏期可将药物分成（超）速效、中效、慢效药。从开始起效到效应消失称为持续期，主要反映了药物作用维持时间的长短。根据持续期可将药物分为（超）短效药、中效药、长效药。

机体“生物钟”对药物效应有明显影响，由此产生一门分支学科——时辰药理学。时辰药理学是研究药物与机体生物节律相互关系的科学，是时间生物学与药理学的交叉学科。生物节律对药物的药动学、药效学均有影响，药物也可影响生物节律。我国学者研究发现，

7：00 给人前臂注射利多卡因作用维持 20 分钟，13：00 注射维持 52 分钟，23：00 注射维持 25 分钟。镇痛药曲马多对小鼠的急性病死率、镇痛作用及药动学均存在昼夜节律性。

了解时辰药理学对制订合理的治疗方案、选择最佳给药时机、发挥最大疗效和减少不良反应均有重要意义。

（三）量效关系

药物的剂量（浓度）与其效应的关系称为量效关系。不同的药物有不同的量效关系，量效曲线也多种多样。一般来说，在一定的范围内，药物效应随剂量的增大而增强（但并非成正比）。若剂量继续增大到一定限度时，效应会不再增强甚至减弱，而不良反应往往加重，因此，不能为提高疗效而任意加大剂量。

（四）药物的效能和效价强度

药物（不受剂量限制）产生最大效应的能力称为效能。全身麻醉药的效能通常指它所能达到的最大麻醉深度。例如，乙醚、氟烷等挥发性全麻药，如果给予足够高的浓度，均能使患者的麻醉达到三期四级，甚至延髓麻痹而死亡，故都是高效能全麻药。而氧化亚氮即使吸入浓度高达 80%，也只能引起浅麻醉，再加大浓度则势必引起缺氧，甚至吸入 100% 氧化亚氮（临床上不允许）也不能产生深麻醉。如造成死亡，也是由缺氧引起的，而非麻醉太深之故。因此，氧化亚氮是低效能全身麻醉药。又如东莨菪碱，即使与氯丙嗪、哌替啶合用，也只能引起浅麻醉，加大东莨菪碱剂量，不仅不能加深麻醉，反会引起患者兴奋，如烦躁、谵妄、肌肉紧张、抽搐等。因此，氧化亚氮和东莨菪碱的全身麻醉效能均低。吗啡对锐痛有效，而阿司匹林肠溶片等解热镇痛药仅对钝痛有效，无论使用多大剂量，也不能明显缓解锐痛和内脏绞痛，故吗啡的镇痛效能高，而阿司匹林肠溶片的镇痛效能低。

达到某一效应所需要的剂量或浓度称为药物的效价强度。达到此效应所需要的剂量或浓度越小，则效价强度越大。效价强度与效能既有联系又有区别。如不说明是效能还是效价强度，仅说某药比另一药作用强若干倍，容易引起误解。如不造成使用不便，效能高低往往比效价强度大小更有意义。

四、药物的作用机制

药物作用机制指药物在何处起作用、如何起作用和为什么起作用的问题。药理的作用机制可以归纳为下列两大类型。

（一）非特异性作用机制

非特异性作用机制一般是药物通过其理化性质，如酸碱性、脂溶性、解离度、表面张力、渗透压等发挥作用，而与药物的化学结构无明显关系，主要有以下几种。

1.改变细胞外环境的pH

如给消化性溃疡、胃酸过多的患者用氢氧化铝或碳酸镁等抗酸药，通过中和作用降低胃酸酸度，促进溃疡愈合。

2.螯合作用

如给汞、砷、锑等重金属化合物中毒的患者用二巯丙醇，后者可与汞、砷、锑等离子螯合生成螯合物，促使毒物经尿排出。

3.渗透压作用

如口服硫酸镁，由于Mg^{2+}和SO_4^{2-}均不易被肠胃吸收，从而使肠腔内渗透压升高，阻止水分向肠腔吸收，肠内容物容积增大而刺激肠壁，促进肠蠕动，产生泻下效应。给脑水肿患者静脉注射甘露醇使血浆渗透压升高，可促使脑组织间液进入血液，经肾排泄时，由于甘露醇不被肾小管重吸收而使原尿的渗透压升高，阻止水分重吸收，产生利尿作用，使脑水肿减轻。

4.通过脂溶性影响神经细胞膜的功能

全身麻醉药由于脂溶性高，进入细胞膜时可引起膜膨胀，并使膜脂质分子排列紊乱、流动度增加，干扰细胞膜传导冲动的功能，产生全身麻醉作用。还有一些药物作用在于改变细胞膜兴奋性，但不影响其静息电位。膜稳定药可降低细胞膜对离子的通透性，如局部麻醉药、某些抗心律失常药等；膜易变药则增加细胞膜对离子的通透性，如藜芦碱等。这些都是作用特异性低的药物。

5.消毒防腐

如酸类、醛类、卤素类、重金属化合物、表面活性剂等，分别通过分子、离子或表面活性作用于病原微生物，或使蛋白质变性，或使细胞内物质外流，从而发挥杀灭微生物的作用。

（二）特异性作用机制

药物的特异性作用机制与其化学结构有密切的关系。

1.影响酶的活力

如胆碱酯酶抑制药通过抑制胆碱酯酶，使神经末梢释放的乙酰胆碱灭活缓慢而堆积，通过乙酰胆碱引起药理效应或毒性；胆碱酯酶复活药（解磷定）通过使受有机磷酸酯类农药或战争毒剂抑制的胆碱酯酶恢复活性，而产生解毒作用。

2.影响离子通道

如钙通道阻滞剂的作用机制中就包括对细胞膜钙离子通道的阻滞作用；局部麻醉药进入外周神经细胞后，能从膜内侧阻滞钠通道等。

3.影响自体活性物质的合成和储存

如色甘酸钠通过稳定肥大细胞的细胞膜，阻止组胺和过敏介质的释放，从而发挥防止支气管哮喘发作的作用。

4.参与或干扰细胞代谢

补充生命代谢物质以治疗相应缺乏症的例子很多，如铁盐补血、胰岛素治疗糖尿病等。有些药物的化学结构与正常代谢物非常相似，渗入代谢过程却往往不能引起正常代谢的生理效果，实际上导致抑制或阻断代谢的后果，称为抗代谢药。如氟脲嘧啶结构与脲嘧啶相似，渗入癌细胞 DNA 及 RNA 中干扰蛋白质合成而发挥抗癌作用。

5.影响核酸代谢

核酸（DNA 及 RNA）是控制蛋白质合成及细胞分裂的生命物质。许多抗癌药是通过干扰癌细胞 DNA 或 RNA 的代谢过程而发挥疗效的，许多抗生素（包括喹诺酮类）也是作用于细菌核酸代谢而发挥抑菌或杀菌效应的。

6.影响免疫功能

除免疫血清及疫苗外，免疫增强药（如左旋咪唑）及免疫抑制药（如环孢素）通过影响免疫功能发挥疗效。某些免疫成分可直接入药。

7.影响转运体、基因

转运体是细胞膜上可促进内源性递质或代谢产物转运的蛋白质成分。如丙磺舒可竞争性抑制肾小管对弱酸性代谢物的主动转运，抑制原尿中尿酸再吸收而治疗痛风。又如氢氯噻嗪抑制肾小管对 Na^+、K^+、Cl^-的再吸收而利尿。

基因是DNA分子上具有遗传效应的特定核苷酸序列的总称。基因治疗指用基因转移方式将正常基因或其他有功能的基因导入体内，并使之表达以获得疗效。

8.通过受体

相当多的药物作用都是直接或间接通过受体而产生的。

必须指出，一个药物可以有多种机制，甚至同时包括多种特异性和非特异性机制。如吸入麻醉药对神经、呼吸、循环、消化、泌尿、内分泌等各系统均有广泛而深刻的影响，有镇痛、催眠、镇静、遗忘、肌松、意识障碍等多种作用，各种作用的机制并不相同，既包括多种特异性机制，也包括多种非特异性机制。

五、受体

（一）常用术语

1.受体

受体是机体在进化中形成的细胞蛋白组分，能识别和传递信息，引起效应，即能识别、结合特异性细胞外化学物质（配体）并介导信号传导的蛋白质。

（1）特点：

1）特异性：一种特定的配体只与其特定受体结合面产生特定效应。

2）饱和性：配体与受体达到最大结合值后，不再随配体接度增高而加大。

3）靶组织持异性：以不同密度存在于不同靶组织和靶细胞的不同区域。

4）高亲和性：配体的表观解离常数 Kd 值应在 10^{-12}~10^{-9}mol/L。

5）结合可逆性：配体与受体复合物可以解离，也可被其他专一配体置换。

6）多样性：多种受体，多种亚型。

（2）受点：受体是蛋白质，分子很大，而配体（如药物）多为小分子，故只能与受体的某一部位结合，这一特定结合部位称为受点或结合部位。

2.配体（配基）

配体是指能与受体特异性结合的物质，如神经递质、激素、自体活性物质（如生长因子）、药物等。

3.亲和力

亲和力指与受体结合的能力。

4.内在活性

内在活性指激动受体的能力。

根据药物与受体结合后所产生效应（其实质是内在活性）的不同，可将作用于受体的药物分为激动剂和阻滞剂两类。

（1）激动剂：激动剂既有亲和力又有内在活性，能与受体结合并激动受体而产生效应。依其内在活性大小又可分为完全激动剂和部分激动剂。前者具有较强的亲和力和内在活性（α＝1）；后者有较强的亲和力，但内在活性较弱（α＜1），单独使用时起激动剂的作用，而与激动剂合用时则可拮抗激动剂的部分效应。如吗啡为完全激动剂，而喷他佐辛则为部分激动剂。反向激动剂则是激动受体后产生与完全激动剂相反的效应，但可被特异性阻滞剂取消。如苯二氮䓬类的β-CCE，可引起惊厥和焦虑，此作用可被氟马西尼拮抗。反向激动剂一般仅在受体基础活性高的实验对象中才能检出。反向激动剂又称中性阻滞剂、负性阻滞剂或超阻滞剂。

（2）阻滞剂：阻滞剂能与受体结合，具有较强亲和力而无内在活性（α＝0）。它们本身可能产生或不产生明显作用，但因占据受体而拮抗激动剂的效应，如纳洛酮和普萘洛尔均属于阻滞剂。

5.孤儿受体

孤儿受体指尚未找到内源性配体的受体。内源性配体包括：神经递质或神经调质；内分泌激素；免疫或炎症活性物质，如免疫球蛋白、细胞因子、趋化因子、炎症介质等；生长因子类。

6.空闲受体

空闲受体又名储备受体或剩余受体，指未被配体占领的受体。

7.沉默受体

沉默受体指激动剂在阈值以下时所占领的受体。此时尚未出现明显的效应。

8.平衡解离常数（K 或 KD）

KD（K）表示平衡状态下的解离常数。

9.协同激动剂

如受体分子上有两个以上配体结合位点，同时与受体结合，并使作用增强的两个配体称为协同激动剂。如 GABA 是苯二氮䓬类的协同激动剂、甘氨酸是谷氨酸（激活 NMDA 受体）的协同激动剂。

10.竞争性抑制和非竞争性抑制

根据阻滞剂与受体结合是否具有可逆性而将其分为竞争性阻滞剂和非竞争性阻滞剂。竞争性阻滞剂能与激动剂竞争相同受体（受点），其结合是可逆的。通过增加激动剂的剂量与阻滞剂竞争结合部位，可使量效曲线平行右移，但最大效应不变。拮抗参数（pA_2）可表示竞争阻滞剂的作用强度，其含义：使激动剂（A）的剂量提高到原剂量的 2 倍仍产生原水平效应所需阻滞剂的摩尔浓度的负对数值。pA_2 越大，表明拮抗作用越强。pA_2 还可用于判断激动剂的性质，如两种激动剂被同一阻滞剂拮抗，且两者 pA_2 相近，则说明此两种激动剂作用于同一受体。

非竞争性阻滞剂与激动剂并用时，不仅使激动剂的量效曲线右移，而且也降低其最大效应。这可能是非竞争性阻滞剂与受体以共价键连接，结合非常牢固，产生不可逆结合。此时，即使增大激动剂剂量也不能产生原最大效应。

（二）受体的功能

（1）识别和结合。

（2）信号转导。

（3）引发生理效应。

（三）受体的分类

分类方法很多，如突触前、突触后受体；膜上、膜内受体等。现多分为以下 4 类。

1.G 蛋白偶联受体

该受体有 200 多种，是所有受体中种类最多的受体（如肾上腺素、组胺、5-羟色胺等）。

2.（配体门控）含离子通道的受体

该受体有 ACh、GABA、Glu 等。

3.具有酪氨酸激酶活性的受体

具有酪氨酸激酶活性的受体有胰岛素受体、生长因子受体。

4.细胞内受体

细胞内受体有甾体激素受体等。

此外，受体还可分为亲离子型受体和亲代谢型受体。受体可激活效应子，改变细胞的膜电位、生化状态等，引发效应。因此，突触后受体按其与效应之间功能偶联的关系，还可分为两大类。

（1）亲离子型受体：能直接门控离子通道，受体与效应子门控功能由同一大分子不同的功能区完成，如含离子通道的受体。

（2）亲代谢型受体：能间接调节离子通道，受体与效应子调节功能分别由不同的分子完成，如 G 蛋白偶联受体和具有酪氨酸激酶活性的受体。

（四）受体学说

1.占领学说

占领学说为经典学说，认为受体必须与药物结合才能产生效应，效应强度与药物占领的受体数量成正比，但不能解释阻滞剂。

2.速率学说

速率学说认为，效应只发生于药物与受体接触的一瞬间，故与单位时间内药物与受体接触次数或速率成正比。

3.二态模型学说（变构学说、诱导契合学说）

药物与受体并非刚性的“锁-钥”关系，而是可塑的。受体分活化态（R*）和失活态（静息态，R）两种。

4.三态模型学说

三态模型学说是Leff等于1997年在二态模型学说的基础上提出的，是对二态模型的补充和完善。二态模型认为，同一受体有两种状态：失活态（inactive state，Ri）和激活态（active state，Ra），二者可互相转换。失活态亦称静息态。受体激动剂与Ra结合产生效应，并促进Ri变为Ra；阻滞剂与Ri结合，并促进Ra变为Ri，从而拮抗激动剂的作用。部分激动剂则与Ra、Ri均可结合，效应视其与Ri及Ra的亲和力的比例而定。三态模型也认为受体分为Ra和Ri两型。但Ra可与两种G蛋白（G_1和G_2）偶联，G_1、G_2介导的效应可相同可不相同。与G_1偶联者定义为R*，与G_2偶联者定义为R**。若G_1、G_2介导相反的效应（如G_1、G_2分别为Gs、Gi），与其中一种激活态（R*或R**）有高亲和力的配体（ligand，配基）是激动剂；而与另一种激活态（R**或R*）有高亲和力的是反向激动剂；与两种激活态有不同比率的亲和力则为部分激动剂；而与静息态受体有高亲和力的配体为阻滞剂。这一学说，对反向激动剂做出了解释。

5.浮动组装学说

假定受体是由几个悬浮于生物膜上的同质或异质的亚型组合而成，当药物分子接近生物膜时，可与组装好的受体结合，也可通过诱导、吸引而促进受体组装。因此认为，受体的空间结构是多态的，受体的数量是可变的。

（五）受体的调节

1.脱敏

脱敏指受体对激动剂敏感性下降。常见于使用激动剂后，可因受体数量减少、亲和力下降（磷酸化、内移）“下调”。

2.增敏

增敏指受体对激动剂敏感性增高。常见于使用阻滞剂后或激动剂减量，可因受体数量增加、亲和力增强（机制不清）“上调”。

3.受体脱敏的机制

受体脱敏指使用受体激动剂后，组织或细胞对激动剂的敏感性下降。若脱敏仅限于该激动剂本身，而对其他激动剂的敏感性不变，称为同种脱敏或激动剂特异性脱敏；若对其他激动剂的敏感性也下降，则称为异种脱敏或激动剂非特异性脱敏。同种脱敏可能因受体自身的变化（如磷酸化、内移等）引起；而异种脱敏可能是所有受影响的受体拥有一个共同的反馈调节机制，或者受到调节的是它们信号转导通路上的某个共同环节。

已知的受体脱敏的机制：①受体磷酸化；②受体内移；③其他。

G 蛋白偶联受体家族的快速脱敏主要是由于受体磷酸化，这一过程主要由蛋白激酶和 arrestins 两大蛋白家族介导。至少有两类蛋白激酶与受体脱敏有关：①第二信使激活的蛋白激酶 A（PKA）和蛋白激酶 C（PKC）；②不依赖第二信使的 G 蛋白偶联受体激酶（GRKs）。PKA 和 PKC 主要介导异种脱敏，如 PKA 可使受体磷酸化，进而使之与 Gs 脱偶联而引起脱敏。GRKs 则与被激动剂占领的受体结合并使之磷酸化，磷酸化的受体与 arrestins（一类可溶性蛋白家族）的亲和力大增，后者的结合使得受体与 Gs 脱偶联。两种类型的脱敏机制有相互交叉。

受体内移即受体从细胞膜转移至胞内，其中部分被溶酶体酶解为多肽，是膜受体减少的重要原因。许多受体和配体结合后都会发生内移，而受体内移之前往往发生磷酸化。但内移与磷酸化之间是否有因果关系尚有待研究。

受体脱敏的机制还可能涉及膜磷脂代谢的变化、信号转导系统的改变及受体的负协同效应等。研究表明，某些受体的脱敏与膜磷脂酶 A_2（PLA_2）的激活密切相关，PLA_2 抑制药可有效地防止受体下调。而有些 G 蛋白偶联受体下调时，伴有 G 蛋白的相应变化。负协同效应指受体与配体结合后，引起相邻受体的构象改变，从而使其与配体的亲和力下降。

胰岛素受体亲和力的下降就与此有关。

第三节 药物代谢动力学

药物代谢动力学（药动学）是研究药物在体内的处置过程，包括药物的体内过程（吸收、分布、代谢和排泄）及药物在体内随时间变化的速率过程。其中，“量时”变化或“血药浓度经时”变化为关键问题。

一、药物的体内过程

药物起效必须首先由用药部位吸收入血，再分布到它的作用部位。此过程中，药物分子都要通过各种生物膜，称为膜转运。

（一）膜转运的基本规律

药物经细胞膜转运时，可分为被动转运、载体转运和膜动转运，以下着重介绍前两者。

1.被动转运

被动转运是指药物依赖于生物膜两侧的药物浓度梯度或电位差，从高浓度侧向低浓度侧的扩散过程。其特点如下：①从高浓度向低浓度顺浓度梯度转运；②无须载体；③不消耗能量；④无饱和现象和竞争抑制现象。药物转运以被动转运为主。被动转运分为单纯扩散和膜孔转运两种。

（1）单纯扩散：又称脂溶扩散，是最常见、最重要的药物转运形式，主要受药物脂溶性、极性和解离度等因素的影响。脂溶性高、极性低的药物易直接溶于膜的脂质中，容易通过细胞膜。大多数药物属弱电解质，在体液中其解离型和非解离型处于动态平衡。因非解离型是脂溶性的，易通过细胞膜，而解离型较难溶于脂类，不易通过细胞膜，因此在考虑药物扩散速率时，除观察药物的脂溶性外，还要了解非解离型与解离型的浓度比。

（2）膜孔转运：又称滤过，指药物通过亲水膜孔的转运，主要与药物分子大小有关。无论是极性或非极性物质，只要分子小于膜孔且为水溶性，都可借助细胞膜两侧流体静压或渗透压差被水带到低压侧，如肾小球的滤过等。

2.载体转运

载体转运指细胞膜上的载体蛋白与药物结合并载运药物到膜的另一侧的过程，包括易化扩散和主动转运两种形式。

（1）易化扩散：指物质在细胞膜载体的帮助下由膜高浓度侧向低浓度侧扩散的过程。易化扩散时，药物与细胞膜上的载体蛋白在膜外侧结合，然后通过蛋白质的自动旋转或变构将药物转入细胞膜内。

易化扩散需载体参与，一种载体蛋白只能转运某种结构的物质，且其数量有限，故具有结构特异和饱和现象。一种物质的易化扩散作用往往会被其结构类似物竞争抑制。易化扩散与被动转运虽然都顺浓度梯度扩散，不消耗能量，但前者速率远快于后者。研究发现，在小肠上皮细胞、脂肪细胞、血-脑屏障血液侧的细胞膜中，单糖类、氨基酸、季铵盐类药物的转运属于易化扩散。

（2）主动转运：指药物借助载体或酶促系统，从低浓度侧向高浓度侧的跨膜转运，是人体重要的物质转运方式。生物体内一些必需物质如单糖、氨基酸、水溶性维生素、K^+、Na^+、I^-及一些有机弱酸、弱碱等弱电解质的离子型都以主动转运方式通过生物膜。其特点如下：①逆浓度梯度；②耗能，能量主要来源于细胞代谢产生的ATP；③需要载体；④有结构特异性和部位特异性；⑤受代谢抑制药影响，如氟化物可抑制细胞代谢而影响主动转运过程；⑥有竞争性抑制作用；⑦转运速率与载体的量及其活性有关。

（二）药物的吸收及其影响因素

吸收指药物从给药部位进入体内的过程，除静脉给药外，其余途径均存在吸收过程。多数情况下，药物以被动转运方式进入体内。脂溶性大、极性小、分子量不大的药物易跨过生物膜，跨膜转运的速率与细胞膜两侧的浓度差、吸收面积成正比。不同给药途径有着不同的药物吸收过程和特点。研究药物吸收过程是新药研发、建立药物新剂型或仿制品治疗等效剂量不可或缺的组成部分。

1.胃肠道给药

（1）口服给药：多数药物在胃肠道内以简单扩散方式被吸收。胃肠道的广泛吸收面积、胃内容物的搅拌作用、小肠适度的酸碱性对药物解离影响小等是吸收的有利因素。但口服给药影响因素较多。

具体影响因素有以下几种。①制剂因素：溶解度和剂型影响药物崩解和溶解速度。大部分药物溶解后的吸收机制是非离子型被动转运，吸收程度与其分子大小、形状及脂溶性相关。②胃肠蠕动：胃并非药物主要吸收部位，但胃排空速度是影响吸收的重要因素。排空延缓有利于一些碱性药物在胃中溶解，促进其进入肠道吸收；酸性药物则相反。小肠 pH 接近中性，黏膜吸收面广，是主要吸收部位。适当的肠蠕动可促进固体药物制剂崩解和溶解，有利于药物吸收；但蠕动加快时药物在肠内停留时间缩短，药物吸收不完全。食物成分则对不同药物的胃肠道吸收影响不一。③首关消除：某些药物进入体循环之前，在胃肠道或肝脏被代谢灭活，进入体循环的实际药量减少。首关消除是药物生物利用度必须考虑的影响因素，首关消除明显的药物不宜口服。④吸收环境：环境 pH 影响药物的解离，如碱性药物在胃内酸性环境中解离度升高，吸收迟缓；而弱酸性药物在胃内的解离度降低，吸收较快。另外，高酸性环境还能使某些药物受到不同程度的破坏。

（2）舌下给药：口腔吸收面积 0.5~1.0 m^2，且血流丰富。舌下给药吸收迅速，随后经舌下静脉绕过肝脏直接进入体循环，无首关消除，适用于口服给药时易被破坏或首关消除明显的药物，如舌下给予硝酸甘油、异丙肾上腺素或甲睾酮等。

（3）直肠给药：药物经痔上、中和下静脉或直肠淋巴等进入循环系统。但痔上静脉仍然流经肝脏，不能完全避免首关消除。

2.注射给药

（1）静脉给药：直接进入体循环，无吸收过程，生物利用度完全。须严格控制静脉输注给药速度，油性赋形剂药物、沉淀血液成分或溶解红细胞药物不宜采用。

（2）肌内和皮下注射：肌内注射及皮下注射时药物吸收一般较口服快。吸收速率取决于局部循环，局部热敷或按摩可加速吸收；注射液中加入少量缩血管药则可延长药物的局部作用。

3.其他给药途径

（1）吸入给药：气体或挥发性药物可被肺上皮细胞或呼吸道黏膜吸收。吸入后药物经过呼吸道直接进入肺泡，经肺泡表面吸收后产生全身作用。

（2）鼻腔给药：鼻黏膜通透性高于胃肠道、口腔等处黏膜，黏膜细胞的微绒毛大大增加了药物有效吸收面积，鼻腔内酶的代谢作用又远低于胃肠道。因此，鼻腔给药吸收快速、方便、高效，但有刺激鼻黏膜和剂量受限的缺点。

（3）经皮给药：是指将药物涂搽于皮肤表面、经完整皮肤吸收的给药方式。儿童皮肤含水量较高，经皮肤吸收速率快于成人。药物可加入促皮吸收剂制成透皮吸收剂或软膏，经皮给药。

（三）药物分布及其影响因素

药物吸收入血后，随血液循环向各组织器官转运的过程称为分布。分布的程度和速率主要取决于血流速度、药物与组织器官的亲和力。此外，体液 pH、屏障作用及药物分子量、化学结构、脂溶性、pKa（水溶性药物）、极性、微粒制剂的粒径等，都能够影响药物的体内分布。

1.组织及其血流量

药物吸收入循环系统后，大部分转运至血流丰富的组织，少部分至血流相对不丰富的骨骼肌、脂肪等组织。在循环速度快的脏器如脑、肝、肾、甲状腺等组织药物分布较快，随后还可以再分布。如静脉注射硫喷妥钠，首先分布到血流量大的脑组织，随后由于其脂溶性高，又向血流量少的脂肪组织转移，所以单次注射后起效迅速，但维持时间短。

2.蛋白结合

多数药物均不同程度地与血浆蛋白结合。药物和血浆蛋白的结合与游离处于动态平衡，游离型药物有药理活性，被清除浓度降低时，结合型药物则解离补充，结合型药物无药理活性。血浆蛋白结合能力有限，饱和状态后药物浓度升高，游离浓度亦升高。合用两种与同一血浆蛋白结合的药物时可产生竞争性拮抗，尤其两者的血浆蛋白结合率均较高时。

3.体液 p H 和药物解离度

生理情况下，细胞内、外液的 p H 分别为 7.0 和 7.4。由于弱酸性药物在较碱性的细胞外液中解离增多，因而其在细胞外液的浓度高于细胞内液，升高血液 p H 可使弱酸性药物由细胞内向细胞外转运，降低血液 p H 则使弱酸性药物向细胞内转移，弱碱性药物则相反。口服碳酸氢钠碱化血液可促进巴比妥类弱酸性药物由脑细胞向血浆转运，同时碱化尿液，可减少其在肾小管的重吸收，促进药物从尿中排出，这是临床抢救巴比妥类药物中毒的措施之一。

4.生物屏障

机体有些组织对药物通透有特殊的屏障作用，具体如下。

（1）血-脑屏障：脑组织毛细血管内皮细胞紧密相连，连续无膜孔的毛细血管壁外表面又包被星形胶质细胞。这种结构将血浆与脑细胞外液和脑脊液隔离，解离型、非脂溶性及与血浆蛋白结合的药物难以通过，非解离脂溶性药物虽可通过，但受限于脑血流。但某些病理状态下（脑膜炎），血-脑屏障通透性增大，一般不易进入脑内的药物透入脑脊液明显增多。新生儿血-脑屏障发育尚未完全，脑组织易受某些药物的影响。

（2）胎盘屏障：通透性与一般毛细血管无异，几乎所有药物都能穿过胎盘。因此孕妇用药应特别谨慎，禁用可引起畸胎或对胎儿有毒性的药物。

（四）药物的代谢

代谢是药物在体内化学结构发生改变的过程。代谢结果通常包括以下几种。①灭活：最常见，是活性药物转化为无活性物质的过程。②活化：无活性药物转化为活性产物。③活性药物转化为其他活性代谢产物。④产生毒性代谢产物。代谢主要在肝内进行，某些药物也可发生在胃肠道、肾、肺、血浆、胎盘等组织。

1.药物代谢反应步骤

通常分为Ⅰ相反应和Ⅱ相反应。Ⅰ相反应指脂溶性大的药物通过氧化、还原和水解反应生成极性基团的反应。Ⅰ相反应后生成的代谢产物水溶性增加，有利于排出体外。Ⅱ相反应是指含有极性基团的药物或代谢产物与机体内源性物质发生结合反应，使药物极性和水溶性进一步增加，利于排泄。

（1）I相反应：包括氧化、还原或水解，氧化反应最常见、最重要。肝酶催化的典型氧化反应有羟基化、脱氨、脱硫、脱烷基、脱卤素。羟化可发生于芳香环或侧链，如戊巴比妥侧链氧化生成戊巴比妥醇；地西泮脱甲基生成活性代谢产物去甲基地西泮，属脱烷基作用；卤素挥发性麻醉药脱卤素后释放出溴离子、氯离子、氟离子。氧化代谢的环氧化中间产物与大分子形成共价键，可能有器官毒性作用，易发生于酶诱导中间产物大量积聚时。常见还原反应有硝基还原、偶氮还原及非线粒体酶催化的还原反应。水解多在血浆、组织和线粒体中的非微粒体酶作用下完成，底物多为含酯键或酯胺键药物，如常用琥珀胆碱、阿曲库铵、利多卡因等。

（2）II相反应：为合成或共轭反应，增加分子亲水性而利于肾脏消除，反应产物大多失去药理活性，但也有某些结合反应产生有毒代谢产物。II相反应包括葡萄糖醛酸转移酶、磺基转移酶、N-乙酰转移酶、谷胱甘肽S-转移酶和甲基转移酶，将药物转变为较高极性，不易被再吸收至体循环，而较快由肾、胆汁或黏液排泄的产物。II相反应需要能量和特异性转移酶，转移酶多位于微粒体和细胞质中。

尿苷葡萄糖醛酸转移酶参与的II相反应最为熟知。此酶系包括许多同工酶，参与内源性化合物如胆红素的葡萄糖醛酸化。吗啡、对乙酰氨基酚和劳拉西泮经葡萄糖醛酸化代谢。儿童和成人代谢吗啡的主要步骤是3-葡萄糖醛酸和6-葡萄糖醛酸化。新生儿醛酸化吗啡能力有限，需要进行剂量调整。

2.药物代谢的酶系

少数药物体内代谢在体液环境下自发进行，如酯类药物可在体液的pH下发生水解反应。但绝大多数药物代谢反应需多种酶系统参与，包括微粒体酶系和非微粒体酶系，后者包括血浆、细胞质和线粒体中的多种药物代谢酶、肠道菌群酶系等。其中微粒体酶系是药物代谢的主要酶系，主要存在于肝脏。

（1）微粒体酶系：主要存在于肝细胞或小肠黏膜、肾上腺皮质细胞内质网亲脂性膜。其中肝微粒体混合功能氧化酶系最重要，催化的氧化反应类型极为广泛，是药物体内代谢的主要途径，大多数药物均经该酶系统生物转化。

（2）非微粒体酶系：主要指一些结合酶（除葡萄糖醛酸结合酶）、水解酶、还原酶等，其催化药物代谢常有结构特异性，如酯酶催化各类酯及内酯水解、酰胺水解酶催化酰胺水解等。尽管仅少数药物由非微粒体酶代谢，但这些酶也非常重要。通常凡是结构类似于体内正常物质、脂溶性较小、水溶性较大的药物都由这组酶系代谢。

3.影响药物代谢的因素

影响药物代谢的因素包括：酶基因型差异、药物的诱导与抑制、肝脏血流及其他因素如环境、昼夜节律、生理因素、病理因素等。

（五）药物的排泄

排泄是指药物在体内吸收、分布、代谢以后，最终以原形或代谢产物排出体外的过程。主要排泄途径是肾，其次是胆汁、肺、肠道、唾液腺、乳腺和汗腺。

1.肾脏排泄

药物在肾脏的转运过程包括肾小球滤过、肾小管分泌和肾小管重吸收。游离型药物经肾小球滤过，与血浆蛋白结合的药物不易滤过。脂溶性药物的重吸收多，排泄慢。水溶性药物的重吸收少，排泄快。有的药物可在尿中形成较高浓度而发挥治疗作用，如呋喃妥因经肾排泄时，尿中可达有效抗菌浓度，故可治疗泌尿道感染。

药物滤过速率取决于肾小球滤过率和血浆蛋白结合率，肾小球滤过率降低或血浆蛋白结合率增加时滤过降低。后者是肾衰竭患者药物肾脏排泄的主要限速步骤。肾小管分泌为需载体参与的主动转运，有饱和现象，分泌机制相同的药物可呈现竞争性抑制。肾小管重吸收为被动转运，高脂溶性药物几乎可完全重吸收，反之则重吸收较少，易于从尿中排泄。非解离型药物可被重吸收，但解离型药物通透性较小，大部分不能被重吸收。肾小管重吸收率受尿量和尿液 p H 的影响，增加尿量可降低尿液药物浓度，减少重吸收并增加药物排泄。尿液呈酸性时，弱碱性药物在肾小管中大部分解离，因而重吸收少、排泄多。同样道理，碱性尿液时弱酸性药物重吸收少则排泄多。

肾功能受损时，药物及其代谢产物排泄速率较慢，反复用药易致蓄积甚至中毒，因此，肾功能减退患者使用主要经肾排泄且毒性较大的药物时，必须根据肾功能减退程度调整给药方案。

2.胆汁排泄

通常具有极性基团（如羟基、磺酸等）的原形药物及其代谢物（葡萄糖醛酸或谷胱甘肽结合的产物）可经胆汁排泄。主动转运是胆汁排泄的主要形式。有的抗菌药在胆道内形成较高浓度，有利于治疗肝胆系统感染；有的药物经胆汁排泄后，在肠道再次吸收形成肠肝循环。肠肝循环的意义取决于胆汁的药物排出率，如排泄量较多，药物反复循环于肝、胆汁与肠道之间，延缓排泄而使血药浓度维持时间延长。有肠肝循环的药物在肾脏尚未将药物最后从体内排出之前，胆道分泌和肠道重吸收将持续进行。如静脉注射地高辛后，57%~80%原药由肾排泄，20%~30%被代谢，6%进入肠肝循环。洋地黄毒苷的胆汁排泄更多，其大部分被肠重吸收入肠肝循环，这可能是洋地黄毒苷生物半衰期长的原因之一。

3.肺排泄

气体或挥发性麻醉药排出体外的主要方式是以原形经肺排出，机制为简单扩散。排出速率受肺通气量、肺血流量、药物的血气分配系数和组织/分配系数等影响。肺通气量大或血气分配系数低的药物易于排出。

4.其他排泄途径

某些药物可经乳腺、唾液腺、汗腺等途径分泌而排泄。经乳腺排泄药物的机制主要是简单扩散。由于乳汁略呈酸性又富含脂质，脂溶性高的药物和弱碱性药物如吗啡、阿托品等可自乳汁排出，故哺乳期妇女应予注意。也有些药物经唾液排泄，其唾液浓度与血药浓度有一定相关性，据此可利用唾液进行治疗药物浓度监测。

二、药物的速率过程

（一）药物浓度-时间曲线

大多数药物的药理作用与其浓度平行，药物浓度（血浆、血清或全血浓度）较剂量更为重要，因为浓度-效应关系的变异性远低于剂量-效应关系。药物吸收、分布和消除过程具有较大的个体差异，这对剂量影响很大，但对药物浓度影响较小。

（二）药物速率类型

药物通过各种给药途径进入体内后，体内药物量或血药浓度处于动态变化过程。药动学研究中通常将药物体内转运的速率过程分为如下 3 种类型。

1.一级速率过程

一级速率过程是指药物在体内某部位的转运速率与该部位的药量或血药浓度的一次方成正比，也称一级动力学过程，有以下特点：①半衰期与剂量无关；②单次给药后血药浓度-时间曲线下面积（AUC）与剂量成正比；③单次给药后尿排泄量与剂量成正比。多数药物常用剂量时，体内吸收、分布、代谢、排泄等动态变化过程都表现一级速率过程的特点。

2.零级速率过程

零级速率过程是指药物的转运速率在任何时间都是恒定的，与药物量或浓度无关，亦称零级动力学过程。临床上恒速静脉滴注的给药速度及控释剂中药物的释放速度即为零级速率过程。消除具零级速率过程的药物，其半衰期随剂量增加而不成比例地延长，药物从体内消除的时间取决于剂量大小。

3.非线性速率过程

药物半衰期与剂量无关、AUC 与剂量成正比时，其速率过程称为线性速率过程，一级速率过程即为线性速率过程；如药物浓度较高而出现饱和现象，其体内动态变化过程不具有上述特征，半衰期与剂量有关，AUC 与剂量不成比例，此为非线性速率过程，此类药物体内动态变化过程可用米氏方程描述。非线性过程的产生常因药物的体内过程有酶和载体参与，药物高浓度时，代谢酶或参与药物透膜过程的载体被饱和。因此，非线性速率过程的产生大都与给药剂量有关。非线性速率过程中，当药物浓度较高而出现酶被饱和时的速率过程称之为能力限定过程。

（三）药动学模型

定量描述药物体内过程的动态变化规律常需借助多种模型加以模拟，房室模型是目前最常用的药动学模型。房室模型是将整个机体视为一个系统，并将该系统按动力学特性划分为若干个房室，把机体看成是由若干个房室组成的一个完整的系统。根据药物在体内的动力学特性，房室模型可分为一室、二室和多室模型。

（四）药动学参数

1.速率常数

速率常数是描述速率过程的动力学参数，其大小可定量比较药物转运速率快慢，速率常数越大，转运过程也越快。速率常数用“时间”的倒数为单位。

2.半衰期

半衰期指药物在体内的量或血药浓度消除一半所需要的时间，常以 $t_{1/2}$ 表示，取“时间”为单位。半衰期是衡量药物从体内消除快慢的指标。该参数由测定血浆或血清浓度的衰变求得，称为表观血浆（或血清）半衰期更确切。

3.表观分布容积

表观分布容积是指药物在体内达到动态平衡时，体内药量与血药浓度的一个比值，即体内药物按血药浓度分布时所需体液的总体积。

4.清除率

清除率是单位时间从体内消除的含药血浆体积或药物表观分布容积，又称为机体总清除率，是从血液或血浆中清除药物的速率或效率的药动学参数，单位为 L/h 或 L/（h•kg）。清除率可用于与消除有关的任何组织器官。

5.浓度-时间曲线下面积

浓度-时间曲线下面积是指血药浓度数据对时间作图所得的曲线下面积，它代表体内药物的量，常被用于评价药物的吸收程度。

6.生物利用度

生物利用度（F）是指药物活性成分从制剂释放，经吸收进入血液循环的速度和程度，可分为绝对生物利用度（FA）和相对生物利用度（FR）。前者主要用于比较两种给药途径的吸收差异，而后者主要用于比较两种制剂的吸收差异。

第二章 药物治疗的一般原则

第一节 药物治疗的必要

患者只是在必要的情况下才需要使用药物，可用可不用时尽量不用，如高血压早期、糖尿病早期等，尽量通过调整饮食、适度运动、戒除不良生活习惯等达到控制疾病的目的。当上述手段不能达到目的，而药物治疗又确实对患者有益时，才考虑使用药物治疗。药物都有严格的适应证和相应的不良反应，要根据疾病和药物的特点权衡利弊，给患者用药。有些疾病的药物治疗需要很长的过程，甚至要终生用药，在决定用药前更要慎重考虑。

一、药物治疗的临床地位

药物是人类防治疾病的重要武器，是临床上最常用、最基本的治疗手段。正常机体在神经和体液的调节下，各器官系统功能和代谢维持平衡状态。当各种病因作用于机体时，引起某些器官系统功能和代谢发生变化，可导致原有器官功能水平的增强或减弱，直至产生疾病。药物通过与机体的生物大分子相互作用，进而对疾病状态下的器官功能水平发挥调节作用，使之恢复正常，从而达到缓解疾病症状甚至治愈疾病的目的。药物还可通过杀灭、抑制病原体或肿瘤细胞，祛除病因达到治疗作用。激素和维生素等还可起到补充替代的治疗作用。对感染性疾病以及多数内科系统的疾病，药物治疗往往具有其他治疗手段不可替代的作用。即使是以局部病变为主要特征的外科系统疾病，在选择手术、放射等局部非药物治疗方法的同时，也往往需要联合用药来提高疗效或防治并发症。

二、药物治疗的利弊权衡

许多疾病尤其是内科系统的疾病，尽管药物治疗常常具有不可替代性，但是对于具体的患者而言，面对众多可选择的药物，只有通过利弊权衡，使患者接受药物治疗的预期获益大于药物可能对机体造成的伤害，即药物治疗的利大害小时，才能体现药物治疗的必要性，患者才值得承受一定的风险，换取药物治疗的效果。

药物的对症治疗作用不仅可直接减轻患者的病痛，还可降低诸如高热、惊厥、休克等严重的综合征对机体的伤害，起到挽救患者生命的作用。药物的对因治疗，可祛除疾病的病因，使患者得以康复。

在多数情况下，药物治疗的获益是显而易见的，但在有些情况下，药物治疗的获益尚缺乏足够的证据支持。例如对某些自限性疾病，不用药物治疗可能也会康复；使用抗菌药物预防细菌性感染，虽然患者存在感染的风险，但感染未必一定发生。医生和患者为了避免可能出现的麻烦和痛苦，可能更倾向于使用药物，在这种情况下，也许临床结果与药物治疗的预期结果相吻合，但并不意味着一定是药物的疗效。在临床实践中，药物还可起到心理安慰作用（即安慰剂效应），这种心理暗示对某些疾病的恢复可能有一定积极意义。但是，如果临床用药不能产生客观的疗效，那么单纯的安慰剂效应是不值得推崇的，这样不仅造成浪费，而且可能延误治疗。

药物在发挥治疗作用的同时，还可产生不良反应等对机体不利甚至是有害的影响，在选择药物治疗时，要根据疾病的轻重、药物疗效的优劣与不良反应的大小进行综合判断，决定选择一种或数种药物进行治疗。对于病情较轻预后良好，通过休息、生活习惯调整等一般治疗可奏效者，尽量不选用药物治疗或选用不良反应轻微而疗效显著的药物。对于危及生命的严重疾病或综合征，在选用药物时，以能产生足够的疗效、挽救患者的生命为主要出发点。为了达到这个目的，有时需要患者承受较大的药物不良反应的风险。在这种情况下，必须征得患者的知情同意，如对药物可能治愈的恶性肿瘤患者的化学治疗，例如睾丸癌患者的化疗方案，可能造成患者骨髓抑制、肝肾损害或影响生育功能等，在实施化疗前必须向患者讲明可能的获益与风险，并签署知情同意书。

三、药物治疗的适度性原则

在药物治疗过程中，除了根据病情权衡利弊选择适当的药物品种外，还要确定适当的剂量、疗程与给药方案，才能使药物的作用发挥得当，使失去平衡的功能恰好恢复正常或祛除病原体，达到治疗疾病的目的。如果所选择的药物种类、剂量或疗程不足，则达不到预期的疗效，对感染性疾病和肿瘤，治疗不足还可导致耐药性的产生；反之，如果选择的药物过多、剂量过大、疗程过长，则可使机体的平衡走向另一个极端，甚至对患者的健康造成伤害。因此在药物治疗过程中，把握适度性原则也是体现药物治疗的必要性所必需的。药物适度治疗是指在明确疾病诊断的基础上，从病情的实际需要出发，以循证医学为依据，选择适当的药物治疗方案。医师的整体素质和医疗大环境决定了适度治疗的发挥程度。

药物过度治疗是指超过疾病治疗需要，使用大量的药物，而且没有得到理想效果的治疗，表现为超适应证用药、剂量过大、疗程过长、无病用药、轻症用重药等，以病因不明或目前尚无有效治疗手段，而又严重危害人类健康的疾病最为常见，如乙型肝炎和肿瘤。临床常常可以见到，某些癌症患者的死因不是癌症本身，而是由过度化疗导致的。如肝癌合并肝硬化腹水、黄疸仍然实施过度化疗，导致肝功能衰竭而加速患者死亡；白细胞过低仍然坚持高强度化疗，导致患者骨髓衰竭合并感染而死亡等。

造成过度治疗的原因很多，常见原因有以下几点：①患者求医心切；②虚假广告泛滥，患者受诱惑；③处理医患纠纷的法律环境发生了改变，为了减少医疗纠纷，部分医务人员有意识地采取一些保护性的过度用药行为，处方追求“大而全”。也有个别医务人员或医疗单位，为追求经济利益而更愿意开大处方、贵处方。药物过度治疗不仅延误病情、损害健康，而且会加重患者的经济负担，更会造成有限的医疗资源过度浪费。

与药物过度治疗相对的另一个极端是治疗不足，表现在两个方面：一是剂量不够，达不到有效的治疗剂量；二是疗程太短，达不到预期的治疗效果。引起治疗不足主要有以下原因：①患者对疾病认识不足，依从性差，未能坚持治疗；②患者收入低，又没有相应的医疗保障，导致无力支付；③一些安全有效的廉价药因利润低，企业停止生产而缺货，影响了疾病的治疗。

第二节 药物治疗的安全性

药物在发挥防治疾病作用的同时，可能对机体产生不良反应或改变病原体对药物的敏感性。药物不良反应可能造成机体器官功能和组织结构损害，甚至产生药源性疾病。一些有精神效应的药品还可能产生生理和精神依赖性，不仅对用药者个人精神和身体产生危害，而且可能酿成严重的社会问题。病原体耐药性的产生，可能使一些原本已经得到控制的感染性疾病死灰复燃，人类对感染性疾病将面临无药可用的危险境地。

因此，保证患者的用药安全是药物治疗的前提，但“安全性”是相对的：对某些非致死性疾病或妊娠妇女的药物治疗，安全性要求很高，很轻微的不良反应或发生率很低的不良反应也是难以接受的；但对肿瘤等一些致死性疾病或可能导致其他严重后果的疾病的药物治疗，安全性要求可以适当降低，挽救生命比减少一些不良反应可能更有价值。

药物治疗存在两重性，即治疗作用和不良反应。药物本身存在安全性问题。药物不良反应所造成的药源性疾病是一个严重的社会问题。据报道，其在综合医院住院患者中的发生率可达 0.3%~1%。实现合理用药，首先要保障用药安全，使药物治疗的风险降到最低。

药物治疗的安全性也受药物与机体等诸多方面因素影响。药物方面包括药物理化性质、生产质量、药理作用特性、剂量、给药途径、给药时间、疗程，以及药物相互作用、有无药物配伍禁忌等。机体方面包括遗传因素、心理、年龄、性别、生理状态、疾病病因、病理变化、疾病类型、病程，以及同时患有的其他疾病等。遗传因素在药物代谢动力学和药物效应动力学方面呈多样性，在种族之间和个体之间都存在明显的差异。因此，在药物治疗过程中药物与机体两方面所涉及的因素是否能引起安全性问题都应在考虑之列。

人们对药物的安全性问题是逐渐认识的。药物的不良反应有些是已知的，也有些是未知的。任何药物上市都要经过国家药品监督管理部门审批。药物审批前必须经过严格的药学、药效学、安全性和临床等诸多方面研究。一般情况下，药物所引起的常见不良反应，比较容易发现。但发生率较低或罕见不良反应，在临床前研究和临床试验阶段可能没表现出来，而在大量临床应用中或在上市后药物不良反应监测中，才可能被发现。

为做好药物安全性研究，临床医生应在日常医疗活动中注意药物不良反应的发生，并按规定及时上报，还应经常浏览相关文献，了解各种药物不良反应的信息，树立安全用药意识，提高识别药物不良反应的能力。

药物不良反应监察是保障临床安全用药的重要措施。各国医药管理部门都非常重视药物不良反应监察，以便早期发现问题，及时采取措施，保护人民用药安全，减少国家经济损失。在我国由国家药品监督管理局发布有关药品安全性信息。药物不良反应的危害具有国际性，因而有必要在国际建立统一标准，互通情报。为此，1987 年开始，建立了药物不良反应国际监察系统，在世界卫生组织（WHO）的领导下工作，对各国不良反应监察系统进行技术指导。临床医药人员应及时更新知识，了解药品安全性方面的动态。

第三节　药物治疗的有效性

药物治疗起始于药物制剂。其过程包括药剂学过程、药物动力学过程、药效学过程和药物治疗学过程。其中的每一个过程对于药物的有效性都有重要意义。

药剂学过程是药物进入体内的过程。该过程取决于药物本身的性状，例如药物的制剂类型（普通制剂或缓释制剂）等。这些性状决定了药物是否能够从肠道、皮肤、皮下、肌内等给药部位吸收。药物动力学过程是机体对药物的处置过程，可分为吸收、分布、代谢和消除四个阶段，是药物从给药部位转运到作用部位的过程。药效学过程是药物到达作用部位后产生药理学作用的过程。该过程不仅与治疗作用有关，而且与药物的不良反应有关。药物治疗学过程是药理学作用转化为治疗作用的过程。例如，氨氯地平通过舒张小动脉的药理学作用，转化为改善由外周阻力升高造成的心力衰竭。

随着基因组学和蛋白质组学的研究进展，人类对疾病的认识不断加深，将发现更多的药物新靶点，这将有利于研发更多安全有效的治疗药物。在权衡利弊选择合适药物的前提下，要达到理想的药物治疗效果，还要考虑以下诸因素。

一、药物方面因素

药物的生物学特性、理化性质、剂型、剂量，给药途径，以及药物之间的相互作用等因素，均会影响药物治疗的有效性。应根据病情选择针对病因或对症治疗的药物，选择生物利用度高又能维持有效血药浓度的剂型和给药途径，尽量避免合用可能产生有害物质的药物，尽可能取得满意的治疗效果。

二、机体方面因素

患者年龄、体重、性别、精神因素、病理状态、遗传因素、时间因素等对药物治疗效果均可产生重要影响。许多疾病的早期药物治疗，如早期肿瘤、早期脑血管疾病等，最有可能取得满意疗效，所以抓住有利的治疗时机很重要。机体生理、心理状态良好，积极配合药物治疗也是取得满意疗效的关键。因此要采用积极的支持治疗措施，改善患者生理状况，并鼓励患者持乐观态度。现在已有人采用生物芯片的方法，筛查可能对某种药物产生严重不良反应的个体，或筛查对某种药物代谢消除有重要差异的个体，这对保证患者取得满意疗效有重要意义，值得关注。

三、药物治疗的依从性

药物治疗的依从性是指患者遵从医嘱或治疗方案的程度，还包括遵守医疗约定，采纳健康促进行为的忠告，如进行全面的体检，避免疾病发展的危险因素等。药物治疗的不依从性是指患者不能遵守医生为其制定的治疗方案的行为。患者对医生提出的治疗方案是否依从，对药物治疗效应有很大的影响。不依从的后果是多方面的，包括机体对药物作用缺乏应有的反应，疾病进一步发展，导致急诊和住院治疗机会增加，甚至死亡的危险性增加。

对治疗方案不依从的主要原因有以下几点：①医患沟通不够，患者对治疗方案不理解、不信任，特别是有些药物，需要使用一段时间才能显现疗效，一定要向患者交代清楚；

②治疗方案烦琐，需要患者大幅度地改变生活方式，患者难以坚持执行；③经历不愉快的药物副作用；④儿童、老年患者和文化程度低的患者因理解能力差或记忆力下降，有可能忘记服用药物或错服药物；⑤较高的药物费用和诊治检查费用可导致患者不复诊、减少剂量或不能坚持治疗；⑥症状改善，患者自行停药。

第四节　药物治疗的经济性

药物治疗要遵循药物经济学原则。药物经济学是应用经济学等相关学科的知识，研究医药领域有关药物资源利用的经济学规律，研究如何提高药物资源的配置和利用效率，以有限的药物资源实现健康状况的最大程度改善的科学。药物经济学原则是进行成本-效果分析，提高卫生资源的使用效率，提高药品和临床药学服务价值，是一门为医药及其相关决策提供经济学参考依据的应用性学科。

应用现代经济学的研究手段，分析、评价药物治疗的经济学价值，其目的在于：①控制药物需求的不合理增长，改变盲目追求新药、高价药的现象。②控制有限药物资源的不合理配置，如有些地区或群体存在资源浪费，而有些地区或群体却存在资源紧缺，尤其是那些因经济原因不能得到应有药物治疗的情况。③控制被经济利益驱动的不合理过度药物治疗，如一方面个别医院和医生喜欢用进口药或高价药；另一方面某些疗效明确的基本药物因价格低廉，企业停止生产供应。

众所周知，如何控制医疗费用的快速增长现已成为世界各国共同关注的难题。我国的医疗费用以每年 30%的速度增长，远远超过同时期国内生产总值的增长速度，有限的医药卫生资源越来越难以满足日益增长的医疗保健需求。药品费用在整个医疗费用中占有相当大的比例，有些医疗单位的药品费用占比甚至超过 50%，新药、进口药、高价药不断涌现，甚至有些“老药”改头换面后也变成了新药，药品费用增长成为医疗费用急剧增长的主要原因之一。

造成药品费用增长的因素有两个方面：一方面是合理性的因素，包括人口增加和老龄化、疾病谱改变、慢性病增加、环境污染、药品研发成本大幅增加等；另一方面是不合理的因素，包括药品价格管理体系存在某些缺陷、医院补偿机制不完善、“以药养医”现象的存在、治疗方案选择不合理、药物使用不合理、药品销售行为不规范以及抗生素滥用等。因此，要控制药品费用急剧上升趋势，既要遏制一些不合理的用药现象，又要从多方面采取综合治理的措施。

药物经济学为控制药品费用的不合理增长提供了一种可借鉴的方法，它是应用现代经济学的研究手段，结合流行病学、决策学、生物统计学等多学科研究成果，分析不同药物治疗方案，分析不同医疗或社会服务项目的成本、效益比，评价其经济学价值的差别，它通过对药物治疗的成本和结果两方面进行鉴别、测量和比较，确定经济的药物治疗方案。由于成本或结果都难以简单地量化，局限了该方法的使用。随着科学的发展，药物经济学应用将得到进一步的推广和完善。

把经济性作为合理用药的基本要素之一，关键在于药品属于稀缺的卫生资源，要从可持续发展的角度合理利用。需要认清的是，我国仍属于发展中国家，新药研制的能力与发达国家比还有很大差距，发达国家的技术壁垒已经让我们付出很大的代价。虽然我国常用药品的生产能力基本能够满足需求，但是无论国家、单位和个人的经济实力目前无法保障普遍高水平的医疗保健需求，我国的整体经济实力还不够强大，国家不可能把大量财力都投放到卫生事业上，就连一些发达国家，用于医疗卫生的政府开支也有一定限度，不可能超越现有的经济条件，提供过高水平的医疗服务。

第五节 药物治疗的规范性

随着科学的发展，对许多疾病的诊治都制定出了公认、权威、规范的指南或标准，在给患者实施药物治疗时，医生首先要熟悉这些指南或标准，同时还要告知患者了解这些指南或标准，都尽量按公认的指南或标准去选药用药，减少随意性和盲目性，药物治疗的规范性是保证合理用药的重要措施。

药物的规范治疗是疾病规范治疗的一部分。临床上权威学术团体以最优的临床证据为基础，在循证医学理论的指导下，通过严格随机对照临床试验和系统评估，在对疾病的治疗方案加以验证和优化的基础上，最终形成系统、成熟、规范的疾病治疗指南。疾病治疗指南一般包含对疾病规范化的诊断、治疗、预后等各环节的临床指导。在药物治疗方面，指南往往根据疾病的分型、分期、动态发展及并发症，对药物选择、剂量、剂型、给药方案及疗程进行规范指导。临床治疗指南可以减少常见病治疗的随意性和不确定性，权威的指南能帮助医生对疾病治疗做出正确决策，提高医生的诊治水平，尤其是提高临床用药的规范化程度。尽管指南考虑了疾病的分型、分期及动态发展，但也不可能包括或解决临床实践中遇到的所有问题，特别是随着科学的发展，新的器械、新的疗法、新的药品不断出现，使医患双方都有了更多的选择，因此，临床医生在针对某一具体患者时，既要考虑指南的严肃性，又要注意个体化的灵活性。

目前许多专业机构都制定了本学科疾病诊治的相应指南，如《肺结核诊断和治疗指南》《急性脑梗死的欧洲治疗指南》《慢性乙型肝炎防治指南》等，这些指南都有利于规范疾病的治疗。当然，随着临床医学、循证医学、药物基因组学及药理学等研究领域的发展，这些指南将不断得到更新和完善。

随着药物品种日益丰富，患者或医疗机构不规范用药现象也日益突出。据统计，高血压治疗符合规范、血压控制良好的仅有5%；癌症符合治疗规范者仅为20%，完全不符合者占20%；全国2000多万哮喘患者，但只有大概20万人得到有效规范的治疗。药物治疗的规范化刻不容缓。

影响规范治疗的因素主要有以下几方面：①在临床治疗中，有些医生往往过于相信自己的经验，实施规范化治疗的意识淡薄，实施不够严格。例如，按照美国有关方面的肿瘤治疗指南，晚期肺癌患者或术后肺癌患者，化疗一般不应超过4~6个周期，但在我国，长达10个、20个周期的化疗也一样普遍存在，不但加重了患者的经济负担，而且增加了化疗药物的不良反应。②由于疾病的复杂性和多样性，许多疾病目前尚未制定指南，暂无统一规范的指南可实施。③患者不了解规范治疗的重要性。例如，哮喘是一种气道过敏性炎症，经过规范治疗，40%患者的病情可以完全控制，70%可以良好控制，但由于许多患者和患者家属对临床疗效的期望值太低或太高，不积极采取规范治疗，延误了病情。④有些医疗机构缺乏必要的医疗设施，无法满足实施指南的基本要求。

第三章　用药安全

第一节　药物警戒

一、概念

（一）药物警戒的定义

WHO 将药物警戒定义为发现、评价、认识和预防药品不良作用或其他任何与药物相关问题的科学研究和活动。

与该学科密切相关的内容还包括：不合格药品；用药错误；缺少药物功效报告；在科学数据缺乏的情况下扩大适应证用药；急、慢性中毒病例报告；药品致死率估计；药物滥用与误用；其他药品与化学药品或食品合并使用时的不良相互作用。

（二）药物警戒的意义

药物警戒的意义主要包括以下几个方面：①加强用药及所有医疗干预措施的安全性，优化患者的医疗质量；②改进用药安全，促进公众健康；③对药品使用的利弊、药品的有效性和风险性进行评价，促进合理用药；④促进对药物安全的理解、宣传教育和临床培训，推动与公众的有效交流。

（三）药物警戒的重要作用

1.药品上市前风险评估

对未上市药品开展药物警戒可及时发现风险。例如，某公司申报的中药六类复方制剂“仙牛健骨颗粒”，由于其在Ⅲ期临床试验过程中连续发生严重不良事件，国家药品监督管理局及时发文暂停了该临床试验，随后又组织人员对该事件进行了全面调查处理，最终临床试验被责令终止，避免了药品上市后带来的安全风险。

2.药品上市后风险评估

据美国食品药品监督管理局统计，近 40 年有 121 种药品撤市，其中 33%发生在上市后 2 年内；50%发生于上市后 5 年内；半数以上的严重不良反应发生于上市后；10%的药品增加了黑框警告。

我国药监部门也积极进行药品上市后监管。2015 年 7 月 7 日公布的 2014 年度《药品不良反应报告》中指出，根据 2014 年药品不良反应监测数据和评估结果，国家药品监督管理局对发现存在安全隐患的药品及时采取相应管理措施，以保障公众用药安全。

3.发现药品使用环节的问题

药品使用环节可能发生超适应证用药、超剂量用药、违反操作规程用药（给药间隔、给药速度、溶解顺序等）及不合理联合用药等，给患者和医生均带来一定风险。此外，由声似、形似等原因引起的用药错误也可能给患者带来严重伤害。2012 年的“阿糖胞苷儿科事件”就是典型的音似药品致严重后果案例。

4.发现和规避假、劣药品流入市场

如亮菌甲素事件等。

二、药物警戒信号

国际医学科学组织委员会（CIOMS）Ⅷ工作组 2010 年发表的《药物警戒信号检测实用方面》报告中，将信号定义为：“来自某个或多个来源（包括观察性和试验性）的报告信息，提示干预措施与某个或某类、不良或有利事件之间存在一种新的潜在的因果关系或某已知关联的新的方面，这样的信息被认为值得进一步验证。”

（一）信号来源

1.被动监测

一般采用的自发报告体系（SRS）是药物警戒工作的基本方式，也是药品安全性信息和各种不良事件报告的主要来源。我国目前采用的是以国家药品不良反应监测中心为首的全国药品不良反应监测技术体系，该体系是支撑我国药品不良反应报告制度的主要力量。自发报告体系具有监测范围广、迅速、时间长等优点。同时，自发报告体系也存在一定缺陷，其在未知的药品不良事件（ADE）因果关系评估方面具有不确定性，且漏报问题大，难以定量。

2.主动监测

主动监测是通过执行预先设定的方案，全面确定不良事件的整体情况。一般来说，在对不良事件个例患者的监测中，主动监测比被动监测系统可获取更全面的数据。定点监测和处方事件监测是两种常用的药品不良反应（ADR）主动监测方法。随着医疗机构信息化的进程，一些医疗机构开始借助优良的信息系统进行 ADR 信号的提取，从而实现快速预警功能，既体现了主动监测的优点，又节约了人力和时间。例如，2013 年解放军总医院成功开发“住院患者药品不良事件主动监测与评估警示系统”。

3.专业刊物发表的病例报道

专业刊物发表的病例报道是获取药物警戒信号的途径之一。如 WHO 编发的 Reaction Weekly、国内的《药物不良反应杂志》等多种医药类期刊均有 ADR 报道。但是，由于病例报告数量有限，且发表时间与病例发生之间的延滞时间较长，其在信号产生中的作用受到限制。药物警戒信号的产生除了上述几个主要的渠道外，还有病例随访、登记等方式。

（二）信号种类

药物警戒信号通过评价后，可将事前检出的信号归类为：①确认的信号——有明确的风险，有必要采取措施以降低风险；②尚不确定的信号——有潜在的风险，需要继续密切监测；③驳倒的信号——并不存在风险，目前不需要采取措施。

三、药物警戒的工作内容

药物警戒的工作内容包括：①早期发现未知（新发）严重不良反应和药物相互作用，提出新信号；②监测药品不良反应的动态和发生率；③确定风险因素，探讨不良反应机制；④对药物的风险/效益进行定量评估和分析；⑤将全部信息进行反馈，改进相关监督、管理所使用的法律、法规。

第二节 药品不良反应

一、药品不良反应的预防原则

药品不良反应（ADR）是指合格药品在正常用法、用量下出现的与用药目的无关的有害反应。

用药时注意以下几点可预防或减少不良反应的发生。①了解患者及家族的药物和食物等过敏史：了解药物和食物过敏史对有过敏倾向和特异体质以及有ADR家族史的患者十分重要。②注意特殊人群用药：对于老年人、小儿，尤其是新生儿、孕妇、哺乳期妇女及肝肾功能不全的患者，应根据其特点谨慎用药。

1.用药选择

品种应合理，避免不必要的重复或联合用药。注意了解患者从不同科室开具的处方药品和自用药品使用情况，以免发生药物不良相互作用。

2.使用新药

必须掌握相关药物资料，慎重用药并进行严密观察。近年来新药品种层出不穷，由于新药的不良反应及远期效果的临床资料有限，特别是对于儿童、妊娠期妇女及老年人应慎用新药。

3.注意定期监测器官功能

使用对器官功能有损害的药物时，须按规定检查器官功能，如应用利福平、异烟肼时检查肝功能，应用氨基糖苷类抗生素时检查听力、肾功能等。

4.注意ADR症状

用药期间应注意观察ADR的早期症状，以便及时停药和处理，防止恶化。

5.注意药物的迟发反应

这种反应常发生于用药数月或数年后，如药物的致癌、致畸作用。

二、药品不良反应的影响因素

1.药物因素

（1）药物本身的作用

由于某些药物缺乏高度的选择性，可产生与治疗目的无关的药理作用，导致不良反应的发生。如抗肿瘤药物在杀死肿瘤细胞的同时，也可杀伤宿主的正常细胞，导致不良反应的发生。

（2）药物不良相互作用

联合用药过程中由于药物相互作用带来的不良反应常有发生，甚至造成严重后果，如抗血小板药阿司匹林与抗凝血药华法林合用可增加出血倾向。

2.患者因素

病人的年龄、性别、遗传、基础疾病病理状态等均是药品不良反应的重要影响因素。

（1）年龄

婴幼儿的脏器功能发育不健全，对药物的敏感性高，肾脏排泄功能差，药物容易通过血-脑屏障，所以不良反应发生率高，而且其临床表现也可与成年人不同。儿童往往对中枢抑制药、影响水盐代谢和酸碱平衡的药物容易出现不良反应。老年人由于体质和各脏器功能逐渐衰退，药物的代谢和排泄减慢，药物疗效增强且延长，较中青年人更易发生不良反应。

（2）性别

由于药代动力学及药效学方面的差异、循环血液中激素含量的差异、口服避孕药及妇女联合用药的比率较高等因素，一般认为女性不良反应的发生率要高于男性。保泰松和氯霉素引起的粒细胞缺乏症，女性的发生率为男性的 3 倍。当然有的药品不良反应发生率男性要高于女性，如药物性皮炎的发生率男女之比约为 3∶2。另外，女性在月经期、妊娠期、哺乳期服用药物，在不良反应方面还会有些特殊情况需要注意：如女性患者在妊娠期间服用阿司匹林，分娩时容易出现出血量增加，而且新生儿也有并发出血的危险；吗啡可通过胎盘引起胎儿的呼吸中枢损害，滥用吗啡者的新生儿也可出现戒断症状，吗啡本身还有抑制泌乳的作用，同时也可经乳汁分泌而危害乳儿；治疗剂量的沙丁胺醇可使胎儿心跳加快；即将分娩的孕妇服用氨茶碱，可使新生儿出现兴奋不安、神经过敏等症状。

（3）遗传因素和个体差异

不同个体对同一剂量的相同药物具有不同反应，这是正常的生物学差异现象。药物代谢的遗传性差异可使部分患者对某些药物的代谢能力降低，从而造成药物或其毒性代谢物蓄积，这是某些患者在常用剂量情况下出现非预期毒性反应的原因。另外，遗传还可影响经肝脏 CYP450 酶代谢药物的清除率。

（4）病理状态

用药者的病理状态也能影响药品不良反应的临床表现和发生率。如便秘者口服药物在消化道停留的时间长，吸收量多，容易引起不良反应；患有潜在消化道溃疡者，低剂量的布洛芬也能引起消化道出血。

三、药品不良反应监测

（一）监测的目的和意义

1.弥补药品上市前研究的不足

虽然新药上市前都会进行临床研究，但临床研究中参与试验的病例数、观察时间、用药条件等方面的限制，使得 ADR 方面的信息不完整，一些意外的、未知的、发生率低的不良反应只有在上市后的大面积推广使用中才能显现。

2.减少 ADR 的危害

通过 ADR 监测可以及时发现重大药害事件，防止药害事件的蔓延和扩大，保障公众健康和社会稳定。

3.促进新药的研制开发

ADR 是药物治疗作用以外的表现，在不同的适用范围、使用方法或给药剂量时某种不良反应可能会成为新的治疗作用，这为新药的开发提供了一条新思路。

4.促进临床合理用药

开展 ADR 报告和监测工作，有助于提高医护人员、药师对药品不良反应的警惕性和识别能力，注意选用比较安全的品种，避免配伍禁忌，从而提高了合理用药水平。

（二）监测方法

ADR 的监测方法包括自愿呈报系统、集中监测系统、记录链接系统和药物流行病学研究方法。

（三）程度分级标准

药品不良反应按照程度分为轻度、中度、重度三级。①轻度。轻微的反应或疾病，症状不发展，一般无须治疗。②中度。不良反应症状明显，重要器官或系统功能有中度损害。③重度。重要器官或系统功能有严重损害，缩短或危及生命。

（四）因果关系评价原则

1.评价标准

由于 ADR 的机制和影响因素错综复杂，遇到可疑 ADR 时，需要进行认真的因果关系分析评价，以判断是否属于 ADR。

（1）用药时间与不良反应出现时间有无合理的先后关系。即要有用药在前、不良反应在后的关系，出现反应的时间间隔要合理。报告时要注明用药时间和 ADR 出现时间。

（2）可疑 ADR 是否符合药物已知的 ADR 类型。出现的不良反应符合药物已知的 ADR 类型，有助于确定，但是如果不符合，也不能轻易否定，因为许多药物（尤其是新药）的不良反应还没有被完全了解，使用多年的老药也常有新的不良反应出现。

（3）停药或减少剂量后，可疑 ADR 是否减轻或消失。发现可疑 ADR，尤其是严重的反应，应停药或降低剂量，若不良反应消失或减轻，则有利于因果关系的分析判断。

（4）再次接触可疑药物是否再次出现同样反应。ADR 的再出现可以肯定因果关系，但再次给药可能会给患者带来风险，应慎用此法。

（5）所怀疑的 ADR 是否可用患者的病理状态、合并用药、并用疗法的影响进行解释。许多 ADR 是由原患疾病本身与药物的相互作用，或药物与其他疗法的相互作用导致的。因此应详细了解并用药物及其他疗法，进行综合分析。

2.评价结果

根据上述五条标准，不良反应的评价结果有6级，即肯定、很可能、可能、可能无关、待评价、无法评价。

（1）肯定

用药及反应发生时间顺序合理；停药以后反应停止，或迅速减轻或好转（根据机体免疫状态，某些ADR反应可出现在停药数天以后）；再次使用，反应再现，并可能明显加重（即激发试验阳性）；有文献资料佐证；排除原患疾病等其他混杂因素影响。

（2）很可能

无重复用药史，余同“肯定”，或虽然有合并用药，但基本可排除合并用药导致反应发生的可能性。

（3）可能

用药与反应发生时间关系密切，同时有文献资料佐证；但引发ADR的药品不止一种，或原患疾病病情进展因素不能除外。

（4）可能无关

ADR与用药时间相关性不密切，反应表现与已知该药ADR不相吻合，原患疾病发展同样可能有类似的临床表现。

（5）待评价

报表内容填写不齐全，等待补充后再评价，或因果关系难以定论，缺乏文献资料佐证。

（6）无法评价

报表缺项太多，因果关系难以定论，资料又无法补充。

（五）报告范围

我国药品不良反应报告原则为可疑即报，报告者不需要待有关药品与不良反应的关系肯定后才作呈报。

我国药品不良反应的监测范围：①对于上市5年以内的药品和列为国家重点监测的药

品，应报告该药品引起的所有可疑不良反应。②对于上市5年以上的药品，主要报告该药品引起的严重、罕见或新发不良反应。

（六）报告表填写注意事项

ADR报告采用国家药品监督管理局制定的统一格式。一份填报较好的ADR/ADE报告内容应包括事件（不良反应）发生、发展的完整过程，即不良反应表现、动态变化、持续时间、相关治疗和有关的实验室辅助检查结果；要能反应出事件的时间联系、病程进展、合并用药、既往病史、撤药和再次用药以及其他混杂因素。

填写药品不良反应的表现过程既要简明扼要，又要包括整个反应过程的动态变化，同时注意使用规范的医学术语。表格中所提供的内容，必须达到足以使评价人对该报告进行药源性疾病的诊断和鉴别诊断，才是填写合格的报表。

填写报表时的注意事项如下。

（1）药品不良反应报告表。药品不良反应报告表是药品安全性监察工作的重要档案资料。电子报表中的内容必须填写齐全和确切，不能缺项。

（2）不良反应/事件过程描述。主要是对不良反应的主要临床表现和体征进行明确、具体的描述，如为过敏性皮疹的类型、性质、部位、面积大小等。

（3）引起不良反应的怀疑药品。主要填写报告人认为可能是引起不良反应的药品，如认为有几种药品均有可能，可将这些药品的情况同时填上。药品名称要求填写通用名（即包装上所用的名称）和商品名；生产厂家要求填写全名；一定要有批号；用法用量准确明确，用法应填口服、肌内注射、静脉滴注或静脉注射等。

（4）用药起止时间。用药起止时间是指药品同一剂量的起止时间，均须填写至×月×日。用药过程中剂量改变时应另行填写或在备注栏中注明，如某药只用一次或只用一天可具体写明。

（5）用药原因。应填写具体，如患卵巢囊肿合并肺部感染注射头孢曲松引起不良反应，此栏应填写肺部感染。

（6）并用药品。主要填写可能与不良反应有关的同时并用药品。

（7）不良反应/事件的结果。主要是指本次药品不良反应经采取相应的医疗措施后的结果，不是指原患疾病的结果。例如，患者的不良反应已经好转，后又死于原患疾病或与不良反应无关的并发症，此栏仍应填“好转”。如有后遗症，须填写其临床表现。

（8）关联性评价一栏中，评价结果、报告人的职业和签名、日期均须填写齐全。

第三节 药源性疾病

药源性疾病（DID）是由药物诱发的疾病，属于医源性疾病的一种。具体是指在预防、诊断、治疗或调节生理功能过程中出现与用药有关的人体功能异常或组织损伤所引起的一系列临床症状。

一、引起药源性疾病的因素

（一）患者的因素

1.年龄因素

婴幼儿肝、肾功能较差，药物代谢酶活性不足，肾的滤过及分泌功能较低，影响药物的代谢消除。加之婴幼儿的血浆蛋白结合药物的能力低，其血浆游离药物浓度较高，容易发生药源性疾病。例如，新生儿的灰婴综合征是由于新生儿肝酶发育不全，肾脏排泄功能较弱，氯霉素在体内蓄积所致。

老年人容易发生药源性疾病是由肝、肾功能降低导致药物的代谢清除率降低，使药物的半衰期延长。老年人的血浆蛋白如降低 25%，即可影响药物与血浆蛋白的结合，使血浆游离型药物增多。再加上老年人用药品种多，用药时间长，所以老年人容易发生药源性疾病。如老年人应用普萘洛尔，因肝功能减退和血浆蛋白含量降低，可诱发头痛、眩晕、低血压等不良反应。

2.性别因素

女性的生理因素与男性不同，妇女在月经期或妊娠期，对泻药和刺激性强的药物敏感，有引起月经过多、流产或早产的危险。另外，妇女服用的口服避孕药，对其他药物代谢有时有显著影响，特别是抗精神失常药，如口服避孕药可使阿米替林的清除率下降、半衰期延长。药物的吸收、代谢受月经期的影响，常规剂量的避孕药和地西泮，在月经期服用则药理效应更强。

3.遗传因素

药源性疾病个体间的显著差异与遗传因素有关。例如，假胆碱酯酶有遗传性缺陷的患者，在应用去极化型神经-肌肉阻断剂琥珀胆碱时不能及时分解琥珀胆碱，用药后机体产生长时间的肌肉松弛，可产生呼吸暂停，甚至达数小时。

近年来，人类基因研究进展迅速，越来越多药源性疾病的个体差异可以从遗传学得到解释。

4.基础疾病因素

疾病既可以改变药物的药效学也能影响药物的药代动力学。慢性肝病、肾病患者，由于药物的代谢和清除率降低，血药浓度增高、半衰期延长，容易出现药源性疾病。肾病患者由于清除减慢，服用呋喃妥因后，血药浓度升高，可引起周围神经炎。肝病患者由于肝功能减退，可使主要通过肝脏代谢的药物血药浓度升高，引起药源性疾病。

5.过敏反应

过敏反应是一种抗原抗体的免疫反应，与药品的药理作用无关。过敏体质患者使用常规剂量或极小量的药品，就能出现剧烈的免疫反应，使细胞释放组胺、5-羟色胺、缓激肽、慢反应物等介质，导致一系列呼吸道、心血管系统、皮肤黏膜及胃肠道的过敏反应。药物过敏反应可以是单一系统反应，也可以是多系统损害，表现为过敏反应症候群。皮肤和呼吸道反应是临床上最常见的药物过敏反应，其严重程度不一，可以很轻，也可以致死。抗生素、磺胺类药、非甾体抗炎药、抗癫痫药等许多药品都可引起过敏反应。

6.不良生活方式

如饮酒、吸烟等不良习惯，可能对药源性疾病有影响。例如，饮酒可加速某些药物的代谢转化，使其疗效降低。少量饮酒可使消化道血管扩张增加药物的吸收，导致不良反应。

此外饮酒可致肝功能损害，影响药物的代谢，使许多药物的不良反应增加。

（二）药物因素

1.与药理作用有关的因素

副作用、药物过量、毒性反应、继发反应、后遗效应、致癌作用、致畸作用、致突变作用均可能引起药源性疾病。

2.药物相互作用因素

（1）药物配伍变化

两种或两种以上的注射剂混合时，可发生某些物理或化学反应而产生沉淀。值得注意的是，有时沉淀不明显，也可导致严重 ADR 发生。

溶解度小的药物在生产注射液时须使用增溶剂，如氢化可的松注射液用 50%乙醇做溶剂，当与其他注射剂混合时，由于乙醇被稀释，氢化可的松可析出肉眼不易察觉的沉淀，引起不良反应。

（2）药动学的相互作用

1）影响吸收。两种药品同时使用，如果其中一种药能影响胃排空，就可能影响第二种药抵达肠道的时间，从而延缓或加速第二种药品的吸收。

2）影响分布。不同药物与血浆蛋白的结合力不同。当两种药物合用时，结合力强的药物可把结合力弱的药物置换出来，使游离型药物的比例增高，引起不良反应。如氟西汀和华法林或洋地黄毒苷同服，氟西汀与血浆蛋白的结合力强，可取代与血浆蛋白结合的华法林或洋地黄毒苷，使华法林或洋地黄毒苷的游离型血浆浓度升高，超出安全范围而引起药源性疾病。

3）影响代谢。两种药品联合使用，如果一种药抑制第二种药的代谢酶，则会造成第二种药积累，药效增强，可能导致药源性疾病发生。反之，如果一种药诱导第二种药的代谢酶，则会造成第二种药的血药浓度降低，疗效减弱。

4）影响排泄。许多药物由肾小管以主动转运方式排入原尿液中。有些药物具有竞争排泌作用，占据排泌通道，阻碍其他药物的正常排泄。

（3）药效学的相互作用

1）改变组织或受体的敏感性。一种药物可改变组织或受体对另一种药物的敏感性。例如，排钾利尿药可降低血钾浓度，增加心脏对强心苷炎的敏感性，两种药合用容易发生心律失常。长期服用胍乙啶，使肾上腺素受体的敏感性增强，故长期服用胍乙啶的患者，按推荐剂量使用肾上腺素或去甲肾上腺素时，它们的升压作用加强。

2）对受体以外部位的影响。这种相互作用与受体无关。如麻醉性镇痛药、乙醇、抗组胺药、抗抑郁药、抗惊厥药可加强催眠药的作用。

3.药物制剂因素

（1）药品赋形剂、溶剂、稳定剂或染色剂等因素

例如，①胶囊中的色素常可引起固定性药疹。②2006 年我国发生的亮菌甲素事件是由于用二甘醇代替丙二醇所造成的。

（2）药物副产物、分解产物所致药源性疾病

例如：①阿司匹林的制剂标准中，游离水杨酸的限度为＜0.05%，但由于运输、储藏的原因，游离水杨酸的含量可达 0.97%；使用这种分解产物高的阿司匹林，能够引起腹痛②散瞳药和缩瞳药常会引起慢性滤泡性结膜炎，其原因为配制眼药过程中 pH 的改变影响了该药的稳定性，产生分解产物直接刺激组织，逐渐形成慢性结膜炎。阿托品和毛果芸香碱分解产物都有刺激性。③从静脉注射用高纯度蔗糖及甜菜糖中，都可分离出多糖类化合物，其含量为 10~100 μg/g，输注此种原料药制成的转化糖溶液，偶可观察到的过敏样反应可能与此物有关。

（3）污染物、异物所致药源性疾病

由于污染物引起的药源性疾病以生化制品及生物制品较多。例如：①血液制品引起的艾滋病、乙型肝炎、丙型肝炎。丙型肝炎病毒的传播途径为血液传播，包括输血、使用血液制品、静脉吸毒及血液透析等。②输液中颗粒物引起的药源性疾病主要有肺部异物性肉芽肿。

4.药物使用不当

除上述诸多因素外，药物性损害尚与药物使用不当有关。用药剂量过大，疗程过长，滴注速度过快，用药途径错误，配伍不当，重复用药，忽视用药注意事项和禁忌证等均可诱发药物性损害。例如，庆大霉素的神经-肌肉阻滞作用与其血药浓度有关，故《中华人民共和国药典》规定该药用于肌内注射或静脉滴注，不得静脉注射，如果直接静脉注射则易引起呼吸抑制。

二、药源性疾病的诊断方法

（1）追溯用药史。医师除应认真仔细地询问病情外，也应仔细地了解患者的用药史，这是诊断药源性疾病不可缺少的数据。

（2）确定用药时间、用药剂量与临床症状发生的关系。药源性疾病出现的早迟因药而异，青霉素致过敏性休克在用药后几秒钟出现。药源性肝炎大约在用药后1个月出现。因而，可根据发病的时间迟早推断诱发药源性疾病的药物。一些药源性疾病的轻重随剂量变化，剂量加大时症状加重，剂量减少时症状减轻。因而，可根据症状随用药剂量增减而加重或减轻的规律判断致病药物。

（3）询问用药过敏史和家族史。特异体质的患者，可能对多种药物发生不良反应，甚至其家族成员也曾发生过同样反应。了解患者的用药过敏史和家族史对诊断药源性疾病有帮助。

（4）排除药物以外的因素。只有注意排除原发病、并发症、继发症、患者的营养状况以及环境因素的影响后，才能确诊药源性疾病。

（5）致病药物的确定。应根据用药顺序确定最可疑的致病药物，然后有意识地停用最可疑的药物或引起相互作用的药物。根据停药后症状的变化情况，以便确定致病药物。

（6）必要的实验室检查。依据药源性疾病的临床特征检查患者的嗜酸性粒细胞计数、皮试、致敏药的免疫学检查、监测血药浓度或ADR的激发试验等；根据病情检查患者受损器官系统及其受损程度，如体格检查、血液学和生化学检查、器官系统的功能检查、心电图、超声波、X线等理化检查。

（7）流行病学调查。有些药源性疾病只能通过流行病学的调查方能确诊。如霍乱患者使用庆大霉素后出现急性肾衰竭，由于霍乱本身容易导致肾衰竭，所以难于确定肾衰竭是否和庆大霉素有关。流行病学的调查显示，用过庆大霉素的患者肾衰竭的发病率是未用患者的5倍，从而确定了霍乱患者使用庆大霉素可导致急性肾衰竭。

三、药源性疾病的治疗

（1）停用致病药物。致病药物是药源性疾病的起因，因此治疗首先要考虑停用致病药物。药源性疾病停药后多能自愈或缓解。但是，有些药源性疾病所致器质性损伤在停药后不一定能立即恢复，甚至是不可逆的，对器质性损伤的治疗可按相应疾病的常规方法处理。

（2）排除致病药物。停药终止了致病药物继续进入体内，排除了病因，但体内残留的致病药物，仍在起作用，为了排除这部分药物可以采用输液、利尿、导泻、洗胃、催吐、吸附、血液透析等办法，加速残留药物的排除，清除病因。

（3）拮抗致病药物。有些药物的作用可被另外一些药物抵消，例如，鱼精蛋白可使肝素失去抗凝活性，如果致病药物有拮抗剂存在，及时使用拮抗剂可治疗或缓解症状。

（4）调整治疗方案。根据患者具体情况，必须继续用药时，需要权衡利弊，调整治疗方案，如延长给药间隔、减少给药剂量等，必要时进行治疗药物监测。

（5）对症治疗。症状严重时，应注意对症治疗，即根据症状用药治疗。例如，皮肤过敏症状可用抗过敏药物治疗，发热则用解热镇痛药物治疗，过敏性休克则应按过敏性休克抢救治疗等。

第四节　用药错误

2011年颁布实施的《医疗机构药事管理规定》将用药错误定义为药物在临床使用全过程中出现的、任何可以防范的用药不当。临床用药的过程一般是指开写处方、转抄医嘱、药师调剂发药、护士或患者给药以及监测用药结果等。发达国家用药错误占医疗失误的比率 9%~24%，美国每年医院（不包括其他医疗机构）因用药错误而死亡的患者达数千例，对患者造成严重损害。美国的统计显示，处方环节的用药错误发生率为 39%，转抄医嘱环节为 12%，药师调配环节为 11%，护士环节 38%，而可以通过一个或几个环节防范的可能性分别为 48%（1 个环节）、33%（2 个环节）、34%（3 个环节）和 2%（4 个环节），足见用药错误的严重性和防范的重要性。

一、用药错误的基本知识

（一）用药错误的原因

产生用药错误的原因比较复杂，可能是流程标准化不够、信息系统不完善、输液泵等设备故障以及缺乏监测，也可能是医务人员未遵守医疗规范、对药物相关知识了解不充分、缺乏患者的病程资料、记忆错误、转达失误、识别患者身份错误、遗漏核对、药物储存不当、配制错误等，还存在患者不能遵从医嘱等多方面问题。常见的错误原因可概括为四个方面。

1.管理缺失

（1）工作流程和环境的缺陷。如工作过于繁忙、环境嘈杂、常有电话打扰、药品位置凌乱、未执行双人核对制度、临时稀释药品、新手值班以及计算机医嘱系统缺陷（缺乏自动审方，不能适时提示用药禁忌）等。

（2）培训缺失。医生、护士和药师对新购入药品的知识缺乏培训，不了解新药的正确使用方法、注意事项和禁忌证等，造成用药错误。

（3）患者教育欠缺。医生或药师缺乏足够的时间和耐心教育患者如何用药，患者对药品储存条件、服用方法和时间、不良反应的对策和用药疗程等问题没有充分了解。造成患者教育缺失的根本原因是管理不善。

2.认知缺失或障碍

（1）医生非主观意愿的诊断错误。造成误诊误治，从而导致用药错误。

（2）患者记忆力缺失或有精神障碍。如老年、精神病、痴呆等患者，较容易发生用药错误。

3.操作失误（行为因素）

（1）沟通失误。处方或医嘱书写字迹潦草，导致辨认错误，药名读音相似使处方者和给药者理解不同，写错剂量或剂量单位，使用缩写引起误解等。

（2）剂量计算错误。由于计算错误引发的伤害事件在儿科较为严重，儿童用量需要严格计算。对于静脉用药浓度和化疗药的给药剂量也必须认真对待，还必须掌握同类药品的等效剂量，如激素或麻醉性镇痛药。使用输液泵为患者静脉给药时可能由于设定程序错误而导致输液浓度和速度发生偏差。

（3）给药时间、途径或剂型错误。如错过正常的给药时间，错将口服或外用剂型注射给药以及错将滴鼻剂用于滴眼，或将滴鼻剂用于滴耳等。

4.其他因素

（1）产品缺陷。药品标签和包装缺陷导致的用药差错占全部差错报告的20%左右。如包装外观相似的药品极易导致药师调配错误和护士发错药品；药品标签的浓度表示方法不当也是剂量错误的原因之一；同种药物不同规格也常常引起用药剂量差错。

（2）有的患者会因为经济拮据而自行中断用药；还可能自行选购药品，造成重复用药或误用假药、劣药。

（二）用药错误的分级

我国目前尚无官方发布的用药错误分级，实际工作中通常借鉴美国国家用药错误报告及预防协调委员会（NCC MERP）制定的分级标准，即根据用药错误发生程度和发生后可能造成危害的程度，将用药错误分为A至I共九级。

定义如下：①A级。客观环境或条件可能引发差错（差错隐患）。②B级。发生差错但未发给患者，或已发给患者但未使用。③C级。患者已使用，但未造成伤害。④D级。患者已使用，需要监测差错对患者造成的后果，并根据后果判断是否需要采取措施预防和减少伤害。⑤E级。差错造成患者暂时性伤害，需要采取处置措施。⑥F级。差错对患者的伤害可导致患者住院或延长住院时间。⑦G 级。差错导致患者永久性伤害。⑧H 级。差错导致患者生命垂危，需要应用维持生命的措施。⑨I 级。差错导致患者死亡。

（三）用药错误的类型

用药错误包括处方错误、转抄错误、调剂错误、给药错误、患者依从性错误、监测错误以及其他用药错误等。

1.处方错误

医生处方错误，包括药物选择（基于适应证、禁忌证、已知过敏反应、现有药物治疗情况和其他因素）、剂量、剂型、数量、给药途径、浓度和给药速率等医嘱错误，或者医生开具或授权开具药物的临床指导不正确；处方或医嘱字迹潦草导致的患者用药差错。

2.转抄错误

护士或下级医生通过抄写（包括电子和人工记录）把医嘱传递给其他医护人员时发生的转抄错误。常见于转科、口头医嘱等。

3.调剂错误

药师依据处方或医嘱调剂药品过程中发生的错误，包括药品品种、规格、数量、用药剂量、剂型错误；用药时间错误；使用变质药品或不合格药品；药物制备错误等。

4.给药错误

护士、患者或家属（患者无生活自理能力）将药品给予患者的过程中发生的错误，包括药品品种、数量、用药剂量、用药途径、用药时间、用药间隔、疗程错误以及给药遗漏错误。

5.患者依从性错误

患者未按照医嘱用药。

6.监测错误

未检查处方的给药方案是否适宜、是否存在问题，或未使用合适的临床或实验室数据来评估患者对药物的反应，未及时调整患者用药方案等。

7.其他用药错误

除上述以外的任何用药错误。用药错误可发生于处方（医嘱）、转抄、药品标签与包装、药品名称、药物混合、配方、发药、给药、用药指导、监测及应用等诸多环节。医师、药师、护士、患者，甚至收费处、药品信息维护人员都有可能是用药错误的责任人。

二、用药错误的防范

（一）发现用药错误的方法

采用适当的监测方法来识别用药错误，对于建立一个用药错误安全系统至关重要。发达国家采用的用药错误监测方法包括用药错误报告、病历审查和处方点评、计算机检测、直接观察法等。

1.用药差错和ADE报告系统

自愿报告系统是析因性分析法的基础，对于识别错误来源，如特定药品、剂量、剂型和用药途径有重要价值。医务工作者可采取一系列行动促进用药错误的报告：第一，需要创建一个学习系统，用于报告用药错误和预防措施，并且可作为学习的工具。第二，尽量了解错误问题，监测自然趋势，实施防范计划，避免相似错误的再次发生。应当鼓励报告已经明确的用药错误和ADE。我国在2012年9月22日成立了合理用药国际网络（INRUD）中国中心组临床安全用药组，并建立了全国临床安全用药监测网，提供可以学习和借鉴的经验。另外，医务工作者可从美国用药安全实践协会（ISMP）用药安全警戒信息、美国药典委员会的MEDMARX（基于互联网的药物差错和不良药物反应报告程序）的报告和美国卫生与公众服务部（AHRO）的M&M网站上获取信息，了解已经发生的错误并积极采取行动避免。

自愿报告对于确认重大用药差错问题并促进系统改进意义重大，但在评价用药错误和ADE的发生率方面有局限性。Flynn等在36个医疗机构比较了自愿报告和直接观察的不同，结果发现，直接观察发现的用药错误和ADE比自愿报告多456次。若想调查用药错误变化的真实数据，应采用其他更有力的监测方法。

2.病历审查

这种方法需要检查患者病历，发现可能已经发生的用药错误，如精神状态的改变、新的过敏或腹泻、解救药医嘱等。病历审查是一种发现用药错误和ADE的有效方法，但实施较为困难，病历审查者需要接受专业训练的医务人员。

3.计算机检测方法

所有医疗机构的临床软件应该涵盖ADE的电子监测项目。这种方法能早期发现患者伤害，尽快地采取干预措施治疗患者。目前计算机化医嘱录入系统和电子医疗记录已经普及，ADE电子检测工具的整合就显得更为重要了。

ADE电子检测系统需要设立事件筛查标准，包括检查解救药品的医嘱（提示剂量或药品错误）、筛查异常实验室结果等，可用于各种复杂的情况。当ADE电子检测系统检测到潜在的ADE时，需要进一步的临床调查来证实它的真实性。

4.直接观察

这种研究结果能监测用药过程错误的真实发生率。观察过程需要训练有素的护士或其他医务工作者观察护士的给药全过程，记录配药和给药过程，并与医嘱信息比对。任何患者接受药品和医生医嘱间的差异均被定义为给药错误，这些数据可用于评价整个药品分发系统的准确性——患者是否接受了正确的药品、剂量、剂型和用药途径。相对于自愿报告，直接观察的一个重要优点是不依赖于医务工作者是否意识到了错误。直接观察最好由护士或药师实施，这种方法也被推荐用于ADE的研究。

上述方法各有优劣，有不同的适用范围，各种方法使需要符合相关规范。

（二）预防用药错误的策略

1.倡导和建立正确的用药安全文化

英国心理学家James T.Reason提出了差错管理的两种观点，即个人观和系统观。个人观认为发生错误的原因是个人原因，比如心理失常、注意力不集中、缺乏积极性、粗心大意、疏忽、轻率等。系统观认为发生错误的原因是系统的问题而非人的行为失常。是人就会犯错误，即使最好的机构内的最优秀的工作人员都有可能犯错误。当错误发生后，事情的关键不是追究谁犯了这个错误，而是弄清系统出了什么问题以及为什么出现这些问题。从个人观出发，差错防范对策就是处罚犯错误的人，如点名批评、教育、罚款，甚至威胁起诉等，以提醒当事人和其他人更加小心，减少个人非正常行为的发生。从系统观出发，差错防范对策是从组织机构的角度系统设计防御错误的机制，减少犯错误的环境和机会。实践证明，采用系统观进行差错管理更能有效地规避风险，提升用药安全。

我国的用药错误报告系统已经开始试点，能否成功的关键是必须赢得参与者（报告者）的信任，并且证明该系统可以消除参与者（报告者）的顾虑。所以，必须倡导用药安全文化并建立非惩罚报告系统，使报告人感到有安全保障，不必担心发生差错后被不公平地评判或者处罚。

2.环境与流程的优化与持续改进

对于已经发生的用药错误，通过根本原因分析，发现属于工作流程和环境缺陷的，应及时做出切实的改进。开发药品计算机管理系统，自动检测药品剂量、过敏反应、禁忌证和药物相互作用等方面信息，避免和最大限度地减少用药错误。使用条形码技术将有助于鉴别患者身份，防止身份核对环节失误引发的用药错误。

3.管理规范到位

（1）规范处方行为，预防沟通失误。①取消手写处方，避免处方或医嘱书写字迹潦草而导致辨认错误；②禁止处方使用缩写。

（2）规范药品购入管理，预防产品缺陷引发用药错误。淘汰和不购入药名读音相似、包装相似的药品，使用替代品，避免处方和调剂差错。

（3）规范操作流程，定期检查落实。

（4）使用药物评估系统，对收集数据的可靠性和用药错误报告进行评估，制定药品质量改进和安全使用的计划。把重心集中在监控高频发生错误的药物使用上，包括抗生素、抗肿瘤药、麻醉药和心血管用药及注射剂（如氯化钾、镇静药、利多卡因、普鲁卡因、硫酸镁和胰岛素等）。

4.人员培训

制定新药新知识培训制度，预防因医务人员知识缺失造成的用药错误。

（三）不同环节用药错误的防范措施

1.开处方环节

（1）学习与沟通，掌握选择正确药物的知识与信息。为了确定适当的药物治疗，医师应全面学习当前的知识，包括文献回顾、与药师讨论、与其他医师会诊、参加专业的继续教育培训课程等。在处理不典型病例时查找资料是很必要的。

（2）观察与思考，实现个体化治疗。医生在开具新药或增加药物前须考虑患者总体情况和药物间的相互作用。为了使患者得到最佳治疗方案，必须适当地监测临床症状和体征及检验数据。

（3）修订医嘱后及时沟通，提醒护士和其他人员。

（4）医嘱完整不漏项。医嘱应包括患者姓名、药物通用名、商品名、用药途径和部位、剂型、剂量、浓度、用药数量、用药次数和处方者姓名。在某些情况下，应具体写明稀释比例和使用时间。

（5）医嘱清楚准确：①不使用不规范、不明确的缩写。②不使用不清楚的用法说明，如“按说明书服用”。③使用精确的药物剂量单位（如“mg”）而不写剂型单位（例如“1片”或“1瓶”），但复方药物要说明剂型单位的数量。④按照标准命名法开具药方。使用药物的通用名，可注明商品名。⑤在小数表达时使用引导零（例如 0.5 mL），而不使用末尾零（例如 5.0 mL），因为可能导致 10 倍的过量用药，尽可能避免使用小数（例如，不写 0.5 g 而写 500 mg）。⑥“units”（单位）应拼写出全名，例如，10 单位胰岛素，不缩写成“10 U”，因为可能被误认为是“100”。⑦开医嘱或写处方时（包括签名）应清晰易读，字迹不好的处方者需要把药方打印出来，若计算机系统不能录入，手写的药方必须易读（不能仅凭经验来辨认）；字迹模糊的手写处方应被视为是潜在的错误。⑧口授药物处方和医嘱应只能在处方者没条件书写或直接录入计算机时允许。处方者应缓慢、清晰地叙述药方，以免混淆；在药物剂量方面要给予特别的警示，接收者要复读药方，当读到药名时应拼读两次；口述药方应记录并复印，复印件放置到患者病历中，以供处方者查询校对。⑨尽可能开口服药，而不开注射剂。⑩开方医师尽可能地与患者、看护交流，说明药方和任何需要预防和观测的情况，包括过敏症状、高敏反应等。

2.药品调配环节

（1）保持清新、整齐、干净和安静的环境。包括：①合理设计调配区域，要有充足的光线、适宜的室温、适当的距离，减少疲劳感。②设置电话、来访和咨询接待岗位，减少打扰，保证药品调配人员不做与调配药品无关的事。③药品摆放整齐有序，对于形似或声似的药品要加用醒目的标识。④设置高危药品、外用药品和新药等存放专柜，培训调配人员调配这些药品时须加强核对。

（2）坚持核对，规范操作。包括：①审核处方，发现问题不猜测，立即与相关人员沟通，确认无误后调配。②每次配方尽可能一次性完成。③按处方顺序调配和码放药品。④配药后核对，核对的内容包括药名、规格、数量、标签和包装。

（3）保证足够的人力配备，减少因人员不足、忙乱无序而带来的调配差错。

3.药师发药环节

管理层面的防范措施包括：①保证足够的人力配备，减少因人员不足而带来的发药差错。②加强培训，不断提高每名药师的知识与技能水平。③建立符合工作实际的管理制度，加强检查与督导，通过绩效考核等管理措施，减少差错发生。

技术层面的防范措施包括如下几个方面。

（1）良好的服务态度和服务语言标准化。发药药师对患者要热情、耐心，如果处方有问题，须及时与患者沟通并解释清楚。药师在发药交代过程中，应根据患者的具体病情及所用药品特点，将用药过程中需要引起患者注意的用药知识，用通俗易懂的语言介绍给患者，避免语气的生、冷、硬，禁止使用服务忌语。良好的沟通是确保患者正确使用药品的前提。

（2）交代药物的用量。药师在交代患者药品用量时，应使用清晰易懂的计数单位。对某些内服液体制剂应教会患者正确使用量具量取后服用。明确外用滴耳剂、滴眼剂（眼膏剂）、滴鼻剂（喷鼻剂）、局部用软膏和乳膏剂等的正确用量和使用方法。

（3）交代用药时间。正确的给药时间和次数，能使药品服用后，发挥其最大疗效，降低药品不良反应的发生。

（4）多药合用，交代服药间隔时间。有些药不能和其他药同时服用，如蒙脱石散剂具有吸附作用，可影响其他药物疗效，因此与其他口服药物需要间隔服用；含金属离子药物如铝、铁、铋等因能与四环素、喹诺酮类药物螯合，影响药物的吸收，因此应间隔服用。若药物说明书中没有明示间隔时间，则一般间隔为 2 小时。

（5）交代用药途径及用药方法。交代患者正确的用药途径及方法，可使药物发挥应有疗效，降低药品不良事件发生。发药时须向患者交代清楚是口服或含化，是肌注或静滴，是直肠给药或阴道给药，是滴眼、滴鼻或滴耳，是外擦、外洗或外敷等。

包括：①对于第一次取硝酸甘油片的患者，药师要提示患者随身携带，在心绞痛发作时，将其含于舌下，才能迅速缓解病情。②高锰酸钾有强氧化作用，其片剂（0.1 g/片）在临用前加水配制成溶液，即取 1 片加水 500 mL 用于湿敷、清洗或坐浴。③甲硝唑片可口服也可阴道给药，须告知患者。④混悬剂用前须摇匀。⑤胰酶肠溶胶囊不宜嚼碎服用，应整粒吞服，以免药粉残留在口腔内，发生严重的口腔溃疡。⑥肠溶片（胶囊）、缓释片（胶囊）、控释片（胶囊）等剂型，须建议患者整片（粒）吞服；另外，有些缓控释制剂如氯化钾缓释片（补达秀）、硝苯地平控释片（拜新同）、甲磺酸多沙唑嗪控释片（可多华）等服用后，药物骨架不能被吸收，会随粪便排出体外，而排出体外的缓控释结构酷似完整药片，故须提前告知患者，以免引起患者的误解。⑦活菌制剂如多维乳酸菌、枯草杆菌-肠球菌二联活菌、双歧杆菌-嗜酸乳杆菌-肠球菌三联活菌等不能用超过 40℃的水送服。⑧抗酸药碳酸氢钠、碳酸钙、复方氢氧化铝、铝碳酸镁片；助消化药乳酸菌素片、酵母片等，建议患者嚼碎后服用，有利于增加药物的吸收。⑨不同剂型的药物在给药时会有不同的要求，药师在调剂时应向患者进行用药交代。⑩药师发给患者滴眼剂、滴耳剂、滴鼻剂、鼻喷剂、气雾剂、吸入性粉剂时，要指导患者掌握这些药品的正确使用方法。

（6）交代用药注意事项。药师应及时向患者交代有关用药的注意事项，以避免误用药物，减轻患者不必要的恐慌，提高用药依从性。

包括：①用药期间不宜饮酒（或含酒精的饮料），尤其当使用对中枢神经系统具有抑制作用的药物，如催眠药地西泮、氯硝西泮、艾司唑仑等，抗抑郁药氟西汀、帕罗西汀、舍曲林等，更应禁止摄入酒精，以免加重中枢抑制。此外，头孢哌酮、甲硝唑等药物能与酒精发生“双硫仑样反应”，提示患者用药期间应避免酒精摄入。②可能引起头晕、倦息、嗜睡、视物不清等不良反应的药物，如卡马西平、苯妥英钠、普萘洛尔、维拉帕米、氯苯那敏等，应交代患者服用此类药物期间不要驾车、操作机器或高空作业等。③可在尿中结晶的药物，送服药物时要服下约 250 mL 的水，服药后也要多饮水，保持高尿流量，如磺胺类、氟喹诺酮类药物。④可引起直立性低血压的药物，如特拉唑嗪、多沙唑嗪等，服用后，患者由卧位坐起，或由坐位站起等从低位向高位的转换动作时均应缓慢，动作不能突然。⑤使用吸入型糖皮质激素的患者提示患者吸入药物后应漱口，并将漱口水吐出。⑥提示患者服用铋制剂后舌苔、类便可呈灰褐色；服用利福平后尿液、泪液可呈橙红色；服用吲哚美辛可使粪便呈绿色：服用铁剂的患者粪便会呈褐色；服用维生素 B_2 后尿液呈黄色等。⑦提示常见的不良反应，如服用 ACEI 类抗高血压药，应告知患者可能出现咳嗽，若咳嗽厉害，应暂停用药并及时复诊。

（7）指导患者正确应用特殊包装或特殊装置药品。对特殊包装或特殊装置的药品，需要对患者做出用药交代，必要时可建议患者到药物咨询室（窗口）由咨询药师给予演示。

包括：①具有保险式瓶盖的药品，须提示患者开启方法。②特殊包装的药品，如利福平滴眼剂等，内附药片，须先溶解再滴眼；噻托溴铵粉吸入剂，其附带的胶囊需要放到吸入装置内刺破吸入，而不能直接吞服胶囊。③有的药品包装内附有干燥剂或抗氧剂，须提示不能内服。④气雾剂、干粉吸入剂、胰岛素笔等的正确使用。

（8）交代药品贮存条件与方法。妥善保管好药品是保证其质量的重要前提，药师应向患者具体交代药品贮存条件与方法，并在每次用药前检查药品外观有无变化，发现异常立即停用。要特别提醒患者注意药品的有效期，超过有效期的药品无论其外观有无变化均不得使用。

包括：①所有药物都应保存在原始包装中，并不要将药瓶外的标签撕掉。外用药品与内服药品分开摆放，并置于儿童不能拿到的地方。②一般药品均应在室温中存放，注意防霉防潮，避免阳光直射。即使药品装在有色瓶中或装在可反射阳光的容器中，也应避免阳光直射。③人血白蛋白、人免疫球蛋白、重组人促红细胞生成素等生物制剂及双歧杆菌-嗜酸乳杆菌-肠球菌三联活菌等活菌制剂必须在冰箱2~8℃的环境中冷藏，随用随拿，以防药品变质失效；胰岛素注射剂未开启包装时应置于2~8℃的环境中保存，开始使用后不要存放于冰箱中，可在室温下（不超过25℃）存放4周。④外用栓剂如吲哚美辛栓、复方甲硝唑栓、复方莪术油栓等，平常应放置在凉暗处储存。如因温度变高而软化，可以将其放入冰箱冷藏室，待其定型后重新使用。⑤米索前列醇遇热（30℃以上）或遇潮则分解，造成效价下降，应交代患者保存药品时须避免受热受潮。

（四）药师在用药错误防范工作中的作用

在防范用药错误的工作中，药师在预防、发现、评估和干预等方面均可以发挥关键作用。理想的模式是临床药师与处方者合作，共同制定、执行、监控治疗计划。

（1）审核处方（医嘱）或者实行医嘱重整，尤其是在患者入院、转出或出院时，及时发现用药错误并进行有效干预，保证患者安全。

（2）提供药学服务。包括：①及时了解和掌握专业领域的知识，查阅文献，参与患者治疗计划的制定。②参与到药物治疗监控，包括治疗的正确性评价和药物使用的正确性评价。③重复检查可能的药物相互作用和评价相关临床与实验数据。④给医师与护士提供有关药物治疗状况和正确使用药物的信息及建议。⑤开展药物使用评价工作，以确保药物使用的安全、有效、经济。

（3）检查和指导药物的临床使用，确保病区分发和贮存药品符合规定，帮助护士提高给药的安全性。

（4）复查患者的用药情况，这种复查过程可以暴露系统的薄弱点和由治疗错误（例如遗漏剂量和使用未经认可的药物）引起的问题。

（5）帮助医生收集和完善患者的临床信息，包括用药史、过敏史和高敏反应、诊断、妊娠状态、潜在药物相互作用、药品不良反应和检验数据等，确保选择适宜的治疗手段。

（6）为患者提供用药教育。

第五节　药品质量缺陷

由于各种内、外因素的作用，药品在生产和流通的各个环节中，随时可能出现质量问题，因此，必须在药品生产、运输和储存的全过程中采取严格的管理和控制措施，从根本上保证药品的质量。按照《药品管理法》的要求，必须制定和执行药品保管制度，采取必要的冷藏、防冻、防潮、防震、防虫、防鼠等措施，保证药品质量。药品入库、出库和调剂时必须执行检查制度。

一、药品质量缺陷问题的分类

药品质量问题可发生在药品的生产、经销和使用的各个环节，按照问题性质总结归纳如下。

（1）包装破损。药品运送过程中易造成玻璃包装碎裂、包装箱或包装盒破损等。

（2）药品包装质量问题。药品的生产工艺落后或技术条件受限，包装材料质量欠缺以及国家对药品包装材料质量管理标准欠缺等原因，使得药品包装质量问题频现。具体表现：标签脱落；包装上无生产日期、无批号、无有效期或数字打印错位；印刷错误；瓶口松动、漏液；气雾剂或喷雾剂等特殊剂型装置质量问题不能正常使用；注射剂的丁基胶塞掉屑问题等，在临床使用中时有发生。

（3）药品变质。储存条件不当等因素造成碎片、受潮膨胀、粘连、发霉、变色、软胶囊熔化、结晶析出等。易出现变质的药品，如肠外营养液、中药蜜丸虫蛀，若管理不当，容易变质失效。

（4）不合格药品混入。溶液剂或注射剂中有异物；装量不足、空胶囊未装药；空泡眼未装填药物等。

（5）其他问题。中药注射剂质量标准中有颜色范围的要求，同样品种有时在不同批次中会出现颜色不同的情况，虽在质量标准正常范围内，但与药品变质导致的变色问题难以区别。

二、药品质量缺陷的识别

（一）合格药品外观性状要求

合格药品是指从外观看包装完好无损，具有国家药品监督管理局批准的批准文号，药品标签符合国家药品监督管理局关于说明书和标签管理的规定，由具有合法资质的药品生产企业生产，由具有合法资质的药品经营企业购入，具有药品质量检验合格证书，药品运输过程符合国家药品物流管理相关规定，外观和内在质量均符合国家药品质量标准的药品。

药品的性状，包括形态、颜色、气味、味感、溶解度等，是药品外观质量检查的重要内容，它们有的能直接反映出药品的内在质量，对鉴别药品质量有着极为重要的意义。

（二）药品外观检查方法

药品的外观质量检查是通过人的视觉、触觉、听觉、嗅觉等感官试验，依据药品质量标准、药剂学、药物分析及药品说明书的相关知识与内容进行判断。药学人员应了解、熟悉各种合格产品的外观性状，掌握药品外观的基本特性。检查时将包装容器打开，对药品的剂型、颜色、味道、气味、形态、重量、粒度等情况进行重点检查，一旦判定药品变质，应按照假药处理，不得再使用。

三、药品质量缺陷问题的分析与处理

当发现或怀疑药品质量存在问题时，必须及时追踪药品在医院内流通的整个过程，明确药品可能出现问题的环节，排除相同批次的药品再次使用而造成危害的可能性。此处涉及的药品质量问题是指当事人怀疑所出现的不良后果是由药品质量问题引起，不涉及引起药品不良反应及药物过量的药品。当事人包括患者、医生、护士及药学人员。

药品质量问题追踪流程时，根据药品在医院内流通的过程：采购—验收—入库—出库

—调配—使用，从发现问题的环节反向追踪。

（1）当疑似药品质量问题发生后，药品质量控制小组人员应在第一时间赶赴现场，向当事人仔细了解药品的基本信息，保存、使用情况，有无变质、过期，有无污染，做好详细记录，并与当事人双方共同对可疑药品进行封存。

（2）质量控制小组人员应详细记录药品的名称、规格、批号、生产日期、有效期、外观形状、数量、批准文号及引起的不良后果等相关信息，对疑似质量问题的同批同种药品就地封存，以便检验时做对照检验，同时查阅相关书籍、材料，积极寻找解决办法。

（3）质量控制小组及时向科主任汇报，联系有关部门，与药品采购员一同查找供货厂家，向供货厂家通报所出现的质量问题，要求供货方提供合法资质、药品批准文号及相关检验报告的证明材料及复印件，并要求其对出现的问题做出解释。

（4）可以排除具有质量问题的药品，经当事方认可后，质量控制人员及时将处理结果通知有关部门，并向药学部门负责人汇报。不能排除质量问题时，向药学部门负责人汇报，由质量控制小组与当事人双方共同制定的、具有依法检验资格的检验机构进行检验（双方无法共同制定时，由卫生行政部门制定）。

（5）对药品检验机构检查证明确有质量问题的药品，应及时通知相关部门或服务对象，将药品召回或调换。

（6）药品质量控制小组对每次药品抽查、药品质量问题事件处理后都应仔细填写药品质量问题评估报告。对确认质量问题的药品，分析其出现问题的环节和原因，对药品质量风险和危害进行综合分析和评估，提出改进措施和意见，向药品生产企业及药学部门主管领导进行回馈和报告。

四、药品质量缺陷问题的防范

（1）药品运输。药品运输的操作规范化是保证药品质量的重要环节。《药品经营质量管理规范》《药品流通监督管理办法》等均有相关内容的规定。

（2）药品储存保管。药品说明书要求避光、低温、冷藏储存的药品，药品生产、经营企业和使用单位必须使用符合要求的设施设备进行运输和储存。

（3）坚持核对制度，把好最后一关。药师在将药品发给患者前，必须认真检查药品外观质量，严格按照“四查十对”的要求，保证发出去的药品是合格药品。

（4）落实执行药品召回制度。

（5）建立并实施跟踪国家和省市卫生、药监部门发布的药品质量信息，及时发现本单位问题药品，并采取停止使用等应对措施。

五、药品召回制度

我国国家药品监督管理局于2007年12月10日公布并施行了《药品召回管理办法》。药品召回，是指按照规定的程序收回已调剂于临床科室、患者的存在安全隐患的药品，并退回药品供应商的行为。药品存在安全隐患是指有证据证明其对人体健康已经或者可能造成危害的药品。药品经营企业、使用单位应当协助药品生产企业履行召回义务，按照召回计划的要求及时传达、反馈药品召回信息，控制和收回存在安全隐患的药品。

医疗机构药品召回流程如下。

（1）当需要召回的情形发生时，由药品质量安全管理小组决定召回药品的名称、规格、生产商、召回范围、召回级别、主要执行人员等。

（2）质量部人员负责药品召回工作的组织、协调、检查和监督。布置实施召回方案，监督各部门的执行，决定或请示决定紧急事项的处理，保持与医疗部门、药品行政监督管理部门、药品质量检验部门、生产商、供应商的联系，调查导致召回的原因。

（3）药剂科各部门负责将药品收回，连同本部门药品统一退回库里。

（4）药库负责接收各部门退回的药品。将退库药品视同进货药品进行验收，验收后保管员办理入库手续，并将召回药品单独存放。召回结束后，汇总为《药品召回记录》，上报药品质量安全管理小组，药品质量安全管理小组审批后，签署意见。

第四章 抗微生物药物

第一节 抗生素

一、β-内酰胺类

（一）青霉素类

青霉素类是一类重要的β-内酰胺抗生素，为细菌繁殖期杀菌性抗生素，通过干扰细菌细胞壁的合成而产生抗菌作用，具有作用强、毒性低的特点。它们的抗菌作用很强，在细菌繁殖期低浓度抑菌，较高浓度杀菌。因杀菌疗效主要取决于血药浓度的高低，故在短时间内有较高的血药浓度时对治疗有利，并可减少药物分解和产生致敏物质。

1.窄谱青霉素类（代表药物青霉素）

（1）别名：青霉素 G，苄青霉素，盘尼西林。

（2）作用与应用：青霉素为天然青霉素，有钠盐和钾盐之分，它们的抗菌谱窄，不耐酸，不耐酶，易引起变态反应。青霉素对下列病原菌有高度的抗菌活性。①大多数革兰阳性球菌：如溶血性链球菌（A 群、B 群）、肺炎链球菌、草绿色链球菌、对青霉素敏感的金黄色葡萄球菌（目前 90%以上的金黄色葡萄球菌可产生青霉素酶，使青霉素失活）及表皮葡萄球菌等。②革兰阳性杆菌：如白喉棒状杆菌、炭疽杆菌、产气荚膜梭菌、破伤风梭菌、乳杆菌等。③革兰阴性球菌：如脑膜炎奈瑟菌、敏感淋病奈瑟菌等。④少数革兰阴性杆菌：如流感嗜血杆菌、百日咳鲍特菌等。⑤螺旋体：如梅毒螺旋体、回归热疏螺旋体、钩端螺旋体。⑥放线菌：如牛型放线菌等。青霉素对大多数革兰阴性杆菌的作用较弱；对肠球菌有中度的抗菌作用；对真菌、立克次体属、病毒、原虫等无效。金黄色葡萄球菌、淋病奈瑟菌、肺炎链球菌、脑膜炎奈瑟菌等对本品极易产生耐药性。本品口服易被胃酸及消化酶破坏，吸收少且不规则。肌内注射吸收迅速、完全，0.5~1.0 小时达血药峰浓度，半衰期（$t_{1/2}$）为 0.5~1.0 小时，有效浓度维持 4~6 小时。吸收后广泛分布于全身各部位，肝、胆、肾、肠道、精液、关节滑液、淋巴液中均有大量分布，房水和脑脊液中含量较低，但炎症时药物较易进入，可达有效浓度。几乎全部以原形迅速经尿排泄。本品肌内注射或静脉滴注，是治疗敏感的革兰阳性球菌和杆菌、革兰阴性球菌及螺旋体所致感染的首选药。主要用于：①溶血性链球菌感染，如蜂窝织炎、丹毒、猩红热、产褥热、中耳炎、扁桃体炎、心内膜炎等。②肺炎链球菌所致的大叶性肺炎、脓胸、支气管肺炎等。③草绿色链球菌引起的心内膜炎，由于病灶部位形成赘生物，药物难以透入，常需大剂量静脉滴注才能有效。④脑膜炎奈瑟菌所致的流行性脑脊髓膜炎。⑤淋病奈瑟菌所致的生殖道淋病。⑥敏感的金黄色葡萄球菌引起的疖、痈、败血症等。⑦白喉、破伤风、气性坏疽及流产后产气荚膜梭菌所致的败血症，但须加用相应的抗毒素血清。⑧放线菌病、螺旋体感染（如钩端螺旋体病、梅毒、回归热）、鼠咬热、樊尚咽峡炎等。

（3）用法与用量。临用前，加灭菌注射用水适量使其溶解。①肌内注射：轻度与一般中度感染，1 天 80 万~320 万 U，分 2~4 次给药。青霉素钾由于注射局部较疼痛，可用 0.25% 利多卡因作为溶剂。小儿肌内注射青霉素钠，一般感染，2.5 万~5 万 U/（kg • d），或 80 万~160 万 U/m^2，分 2~4 次给予。需要较大剂量或病情较重时应静脉滴注给药。②静脉滴注：成人 1 天 240 万~2000 万 U，小儿 20 万~40 万 U/（kg •d），分 4~6 次加至少量输液（100 mL）中做间隙快速（0.5~1 小时）滴注。输液的青霉素（钠盐）浓度一般为 1 万~4 万 U/mL。小儿肺炎败血症，5 万~20 万 U/（kg • d），分 2~4 次；流行性脑脊髓膜炎，20 万~40 万 U/（kg • d）；肺炎链球菌脑膜炎及亚急性心内膜炎，40 万~60 万 U/（kg • d），每 6 小时 1 次。③气雾吸入：青霉素钠溶液 20 万~40 万 U（2~4 mL），1 天 2 次。

（4）注意事项：①用药前须详细询问过敏史，对青霉素过敏者禁用。②毒性很低，但最易引起变态反应，有过敏性休克、药疹、荨麻疹、血清病样反应等，其中以皮疹最常见，以过敏性休克最严重，用药者多在接触药物后立即发生，少数患者可在数天后发生。过敏性休克患者的临床表现主要为循环衰竭、呼吸衰竭和中枢抑制。③凡初次注射或用药间隔 24 小时以上者，注射前必须进行青霉素皮肤敏感试验，皮试阳性反应者禁用。更换药品批号也应重做皮试。④做好急救准备，不在没有急救药品和抢救设备的条件下使用。⑤用药时避免患者过分饥饿，注射后应观察半小时，无变态反应方可离去。避免滥用和局部用药。⑥患者对一种青霉素过敏即可能对其他青霉素类制剂过敏，也可能对青霉胺或头孢菌素类过敏。⑦严重感染时可静脉给药，分次快速滴入（不能超过每分钟 50 万 U 为宜，一般每 6 小时 1 次）。不宜静脉推注给药，快速大剂量静脉推注可能引起速发性变态反应。⑧静脉滴注时不宜与其他药物同瓶滴注，以免引起药物相互作用。⑨青霉素肌内注射可引起疼痛、红肿或硬结。剂量过大或静脉给药过快可对大脑皮质产生直接刺激作用。鞘内注射可引起脑膜或神经刺激症状，故不宜鞘内给药。⑩青霉素钠大剂量静脉滴注可引起明显的水、电解质紊乱，应监测血清离子浓度，避免高钠血症。严重心力衰竭、肾功能不全患者慎用大剂量青霉素钠盐静脉给药。⑪严重感染时青霉素钾盐也可静脉滴注，但忌静脉推注，以免引起心脏停搏。静脉滴注时要计算含钾量（每 100 万 U 青霉素钾盐含钾离子 65 mg，与氯化钾 125 mg 中的含钾量相近），并注意滴注速度不可太快，以防血钾过高。用量较大或患者肾功能不全时，则应改用钠盐滴注。⑫用本品治疗梅毒、钩端螺旋体病、雅司病、鼠咬热或炭疽等感染时，可有症状加剧现象，即赫氏反应，表现为全身不适、寒战、发热、咽痛、肌痛、心率加快等。⑬梅毒患者经青霉素治疗后病灶消失过快、组织修补过程相对较迟或由于纤维组织收缩，影响器官功能者称治疗矛盾。⑭青霉素长期大剂量使用可引起菌群失调或其他耐药菌（耐青霉素金黄色葡萄球菌、革兰阴性杆菌或假丝酵母菌）所致的二重感染。⑮重度肾功能损害者应调整剂量或延长给药间隔。⑯本品水溶液不稳定，易水解，故注射液应新鲜配制，必须保存时应置冰箱冷藏，24 小时内用完。

（5）药物相互作用：给药时应注意与其他药物的配伍禁忌和相互作用。①本品及其他β-内酰胺类抗生素静脉输液中加入林可霉素、四环素、万古霉素、红霉素、两性霉素 B、去甲肾上腺素、间羟胺、苯妥英钠、羟嗪、异丙嗪、B 族维生素、维生素 C 等后将出现浑浊。②大环内酯类、四环素类、氯霉素、磺胺类等抑菌药可干扰青霉素等β-内酰胺类抗生素的杀菌活性，不宜合用。③重金属（尤其是铜、锌、汞）、氧化剂、还原剂、羟基化合物及酸性葡萄糖注射液等均可破坏青霉素等β-内酰胺类抗生素的活性。④丙磺舒、阿司匹林肠溶片、吲哚美辛、保泰松可减少青霉素等β-内酰胺类抗生素在肾小管的排泄，故使青霉素的血药浓度增高，疗效持久，毒性也可能增加。⑤与氨基糖苷类抗生素有协同抗菌作用，但不能混合静脉注射，以防相互作用导致药效降低。⑥氨基酸营养液可增强青霉素等β-内酰胺类抗生素的抗原性，属配伍禁忌。

2.耐酶青霉素类（代表药物苯唑西林钠）

（1）别名：苯唑青霉素，新青霉素II，苯甲异噁唑青霉素，安迪灵。

（2）作用与应用：本品为耐酸、耐青霉素酶异噁唑青霉素。抗菌谱、抗菌机制同青霉素，但抗菌活性较低。因耐青霉素酶，故对葡萄球菌（金黄色葡萄球菌和凝固酶阴性葡萄球菌）不产青霉素酶株和产酶株均有良好的抗菌作用，但对青霉素敏感菌株的效力则不及青霉素。本品耐酸，口服吸收量为口服量的1/3 以上。肌内注射 0.5 g，血药浓度于 0.5 小时达峰值。体内分布广，肝、肾、肠、脾、胸腔积液和关节囊液中均可达有效治疗浓度，腹水中含量较低，痰和汗液中含量微少，不能透过正常脑膜。1/3~1/2 的药物以原形从肾脏排泄，排泄速度较青霉素慢，有效血药浓度维持时间较长。$t_{1/2}$ 约 0.4 小时。主要用于耐青霉素的金黄色葡萄球菌和表皮葡萄球菌（产青霉素酶并对甲氧西林敏感）所致的各种感染。但对耐甲氧西林金黄色葡萄球菌（MRSA）感染无效。对中枢神经系统感染不适用。

（3）用法与用量。临用前，加灭菌注射用水适量使其溶解。①静脉滴注：1 次 1~2 g，必要时可用到 3 g，溶于 100 mL 输液内滴注 0.5~1 小时，1 天 3~4 次。②肌内注射：成人 1 次 1.0 g，1 天 3~4 次。③口服：1 次 0.5~1 g，1 天 3~4 次，宜空腹服用。口服、肌内注射均较少用。肾功能轻、中度不全者可按正常用量，重度不全者应适当减量。④小儿口服、肌内注射、静脉滴注：50~100 mg/（kg • d），分 2~4 次给药，口服宜空腹。

（4）注意事项：①与青霉素有交叉变态反应，对本品或其他青霉素过敏者禁用。用前须做青霉素钠的皮肤敏感试验，阳性反应者禁用。新生儿、肝肾功能严重损害者、有过敏性疾病史者慎用。②变态反应可见药疹、药物热、过敏性休克。③口服可有胃肠反应，如恶心、呕吐、腹胀、腹泻、食欲缺乏等，少数人可继发白假丝酵母菌感染，个别人血清氨基转移酶升高。④静脉给药可见静脉炎。大剂量用药可引起抽搐等神经毒性反应，应及时停药并给予对症和支持治疗。⑤其他参见青霉素。

（5）药物相互作用：①丙磺舒竞争性抑制本品的排泄，提高血药浓度，使作用时间延长。②与西索米星、奈替米星联合应用可增强对金黄色葡萄球菌的抗菌作用，与氨苄西林、庆大霉素联合应用可增强对肠球菌的作用，但不宜与氨基糖苷类同瓶滴注。③阿司匹林肠溶片、磺胺药可置换本品与血浆蛋白的结合。磺胺药可减少本品在胃肠道的吸收。

3.广谱青霉素类（代表药物氨苄西林）

（1）别名：氨苄青霉素，氨苄青，氨苄钠，沙维西林，赛米西林，安必林，安必仙，安泰林，安西林，伊西德，欧倍林，苄那消。

（2）作用与应用：本品为半合成广谱青霉素，对革兰阳性和阴性菌均有杀菌作用，且耐酸可口服，但不耐酶，对耐青霉素的金黄色葡萄球菌无效，其特点是对革兰阴性杆菌有较强的抗菌作用。革兰阴性菌中淋病奈瑟菌、脑膜炎奈瑟菌、流感嗜血杆菌、百日咳鲍特菌、伤寒沙门菌、副伤寒沙门菌、痢疾志贺菌、奇异变形杆菌、布鲁菌等对本品敏感；部分大肠埃希菌对本品敏感，但多数耐药；肺炎克雷白杆菌、吲哚阳性变形杆菌、铜绿假单胞菌对本品不敏感。对革兰阳性菌的作用与青霉素近似，其中对草绿色链球菌和肠球菌的作用较优，对其他菌的作用则较差。口服吸收不完全，严重感染仍需注射给药。体内分布广，在主要脏器中均可达有效治疗浓度，在胆汁中的浓度高于血清浓度数倍。主要以原形从肾脏排出。$t_{1/2} \leqslant 1$ 小时，丙磺舒可延缓其排泄。用于治疗敏感菌所致的泌尿系统、呼吸系统、胆道、肠道感染以及脑膜炎、心内膜炎等。

（3）用法与用量。注射剂临用前加灭菌注射用水适量使溶解。①肌内注射：成人 1 次 0.5~1 g，1 天 4 次。②静脉滴注：成人 1 次 1~2 g，必要时可用 3 g，溶于 100 mL 输液内，滴注 0.5~1 小时，1 天 2~4 次，必要时每 4 小时 1 次。③口服：成人 50~100 mg/（kg · d），分 4 次空腹服用，或 1 次 0.25~1 g，1 天 4 次。小儿口服、肌内注射、静脉注射 50~100 mg/（kg · d），严重感染时可达 200 mg/（kg · d），分 2~4 次，1 天最大量 300 mg/kg。

（4）注意事项：①对本品或其他青霉素类过敏者禁用。传染性单核细胞增多症、巨细胞病毒感染、淋巴细胞白血病、淋巴瘤等患者避免使用。严重肾功能损害，有哮喘、湿疹、荨麻疹等过敏性疾病者慎用。②与青霉素有交叉变态反应者，皮疹的发生率较高。用前须做皮肤敏感试验（可以用青霉素钠的皮试液，也可以用本品注射剂配制 500 μg/mL 皮试液，皮内注射 0.1 mL，20 分钟后观察结果），阳性反应者禁用。如发生过敏性休克，抢救原则和方法与青霉素相同。③用药期间如出现严重的持续性腹泻，可能是假膜性肠炎，应立即停药，确诊后采用相应抗生素治疗。用药过程中应维持水与电解质的平衡。④肌内注射部位宜深，以减轻局部疼痛。大剂量静脉给药可发生抽搐等神经系统毒性反应。⑤本品注射剂溶解后应立即使用，溶液放置后致敏物质可增多。⑥本品在弱酸性葡萄糖注射液中分解较快，在碱性溶液中易失去活性，宜用中性液体作为溶剂。

（5）药物相互作用：①本品与氨基糖苷类、多黏菌素类、红霉素、四环素类、肾上腺素、间羟胺、多巴胺、氯化钙、葡萄糖酸钙、B 族维生素、维生素 C、含氨基酸的注射剂等药物呈配伍禁忌。②与阿司匹林肠溶片、吲哚美辛和磺胺类药物合用可减少本品的排泄，使血药浓度升高。③本品可加强华法林的抗凝血作用；降低口服避孕药的药效。

常见的广谱青霉素还有阿莫西林等。

4.抗铜绿假单胞菌广谱青霉素类（代表药物哌拉西林）

（1）别名：氧哌嗪青霉素，哔哌西林，哔哌青霉素钠，哌氨苄青霉素。

（2）作用与应用：本品为半合成广谱抗假单胞菌青霉素，对革兰阴性菌的抗菌作用强，包括对大肠埃希菌、变形杆菌属、肺炎克雷白杆菌、铜绿假单胞菌、淋病奈瑟菌（不产β-内酰胺酶菌株）等均有较好的抗菌作用。不产β-内酰胺酶的沙门菌属和志贺菌属也对本品敏感。产气肠杆菌、枸橼酸杆菌、普鲁威登菌和不动杆菌属对本品的敏感性较差。沙雷菌属和产酶流感嗜血杆菌多耐药。本品对革兰阳性菌也有较好的抗菌作用，对肠球菌属的抗菌活性较氨苄西林低。脆弱类杆菌对本品也比较敏感。本类青霉素不耐酶，对产青霉素酶的金黄色葡萄球菌无效。不耐酸，口服不吸收，肌内注射后 30~50 分钟血药浓度达峰值。体内分布较广，在胆汁、前列腺液中药物浓度较高。药物主要经肾脏排泄，$t_{1/2}$ 约 1 小时。主要用于治疗铜绿假单胞菌和敏感革兰阴性杆菌所致的严重感染，如血流感染，下呼吸道、泌尿道、胆道感染，腹腔、盆腔感染，骨与关节感染及皮肤软组织感染等；亦可与氨基糖苷类抗生素合用治疗有中性粒细胞减少症等免疫缺陷患者的感染。

（3）用法与用量。临用前，加灭菌注射用水适量使其溶解。①肌内注射或静脉注射：尿路感染，成人1次1 g，1天4次。小儿80~200 mg/（kg·d），分3~4次给药；小儿严重感染，最大量1天可用300 mg/kg。②静脉滴注：呼吸道、腹腔、胆道等感染，成人1天4~12 g，分3~4次给药。严重感染，1天可用10~24 g。

（4）注意事项：①本品与青霉素有交叉变态反应，对青霉素过敏者禁用。用前须做青霉素钠的皮肤敏感试验，阳性反应者禁用。有出血史、溃疡性结肠炎、克罗恩病或假膜性结肠炎患者慎用。②注射局部可引起静脉炎或皮肤红肿。少数患者可出现皮疹、皮肤瘙痒等反应，约3%的患者可发生以腹泻为主的胃肠反应。③长期用药应注意检查肝、肾功能。④其他参见青霉素。

（5）药物相互作用：①不宜与肝素、香豆素类等抗凝血药及非甾体抗炎药合用，以免引起出血；与溶栓药合用可发生严重出血。②与氨基糖苷类抗生素合用对铜绿假单胞菌、沙雷菌、克雷白杆菌、其他肠杆菌属和葡萄球菌的敏感菌株有协同抗菌作用，但应分别给药。③丙磺舒阻滞本品的排泄，使血药浓度升高，作用维持时间延长。

5.抗革兰阴性杆菌青霉素类

本类药物供注射用的包括美西林（氮䓬脒青霉素，氮䓬西林）和替莫西林；供口服用的有匹美西林（氮䓬脒青霉素双酯，美西林吡呋酸酯）。本类药为抑菌药，抗菌谱较窄，对肠杆菌科细菌有良好的抗菌作用，包括对大肠埃希菌、肺炎克雷白杆菌、肠杆菌属、枸橼酸杆菌、志贺菌属、沙门菌属、部分沙雷菌等革兰阴性杆菌有较强的抗菌活性，但对铜绿假单胞菌、类杆菌属、奈瑟菌属及革兰阳性菌多无效。匹美西林是美西林的酯化物，口服后在体内经水解形成美西林后发挥作用，它们仅对部分肠道革兰阴性杆菌有效。替莫西林对大部分革兰阴性杆菌有效。此类药物现已少用。

（二）头孢菌素类

头孢菌素类为细菌繁殖期广谱杀菌性抗生素，具有抗菌谱广、抗菌作用强、对β-内酰胺酶较稳定、变态反应较青霉素类少见等优点。其抗菌作用机制与青霉素类相同，通过干扰细菌细胞壁合成而产生抗菌作用。头孢菌素与青霉素间可呈现不完全的交叉变态反应，一般来说，对青霉素过敏者有10%~30%对头孢菌素过敏，而对头孢菌素过敏者绝大多数对青霉素过敏，需要警惕。头孢菌素与高效利尿药或氨基糖苷类抗生素联合应用，肾损害显著加强；与乙醇（即使很少量）合用时，可引起体内乙醛蓄积而呈“醉酒状”。根据头孢菌素的抗菌谱、抗菌强度、对β-内酰胺酶的稳定性及对肾脏的毒性，本类药物可分为四代。耐甲氧西林葡萄球菌、肠球菌属对所有头孢菌素类均耐药，李斯特菌属亦通常耐药。

1.第一代头孢菌素

第一代头孢菌素对革兰阳性球菌的作用较第二、第三代强，包括甲氧西林敏感葡萄球菌；对大肠埃希菌、流感嗜血杆菌、克雷白杆菌、奇异变形杆菌、沙门菌属、志贺菌属的部分菌株也有一定活性，但对革兰阴性菌产生的β-内酰胺酶的抵抗力较弱，革兰阴性菌对本代抗生素较易耐药。对铜绿假单胞菌及其他非发酵革兰阴性杆菌（产气肠杆菌、沙雷菌、枸橼酸杆菌、吲哚阳性变形杆菌等）、类杆菌、肠球菌（头孢硫脒除外）无效。第一代头孢菌素大剂量使用时可出现肾脏毒性。主要用于甲氧西林敏感葡萄球菌及其他敏感细菌所致的呼吸道、泌尿道、皮肤软组织感染等；也可作为多种外科手术前的预防用药。常见的第一代头孢菌素有头孢氨苄、头孢拉定。

2.第二代头孢菌素

第二代头孢菌素对革兰阳性菌的抗菌作用低于或接近第一代头孢菌素，对革兰阴性菌有明显作用，尤其对肠杆菌科细菌的作用较第一代强，抗菌谱较第一代有所扩大；对奈瑟菌、部分吲哚阳性变形杆菌、部分枸橼酸杆菌、部分肠杆菌属均有抗菌作用。但对铜绿假单胞菌及其他非发酵革兰阴性杆菌（不动杆菌、沙雷菌等）及肠球菌无效。对多种β-内酰胺酶比较稳定，对第一代头孢菌素易产生耐药的菌株（如大肠埃希菌、奇异变形杆菌等）常可对本代头孢菌素有效。用于治疗大肠埃希菌、克雷白杆菌属、变形杆菌属、肠杆菌科细菌中的敏感菌株所致的各种感染；亦可用于流感嗜血杆菌、肺炎链球菌、各种链球菌引起的呼吸道感染。头孢呋辛钠是常见的第二代头孢菌素。

3.第三代头孢菌素

第三代头孢菌素具有高效、广谱、低毒、耐酶的特点。它们对革兰阳性菌的抗菌活性普遍不及第一、第二代头孢菌素（个别品种相近），对革兰阴性菌的作用较第二代头孢菌素更为优越；其抗菌谱比第二代又有所扩大，包括对肠杆菌科细菌、铜绿假单胞菌及厌氧菌有较强的作用（不同品种药物的抗菌效能不尽相同）；对β-内酰胺酶有较高的稳定性，对第一代或第二代耐药的一些革兰阴性菌株，第三代头孢菌素常可有效，而甲氧西林敏感葡萄球菌对第三代的敏感性较第一代差。第三代头孢菌素对肾脏基本无毒性，可用于危及生命的败血症、脑膜炎、肺炎、骨髓炎及尿路严重感染的治疗，能有效控制严重的铜绿假单胞菌感染。头孢噻肟钠属于此类。

4.第四代头孢菌素

第四代头孢菌素具有广谱抗菌活性，对革兰阳性菌、阴性菌均有高效，如头孢吡肟，对β-内酰胺酶高度稳定，对革兰阳性球菌及甲氧西林敏感葡萄球菌的抗菌活性较第三代头孢菌素强，可用于治疗第三代头孢菌素耐药的细菌感染。

二、大环内酯类、林可霉素类、糖肽类及其他

（一）大环内酯类（代表药物红霉素）

1.别名

红霉素碱，新红康，司丙红霉素。

2.作用与应用

本品为细菌生长期快速抑菌剂，通过与细菌核糖体的50S亚基结合，阻断转肽作用和信使核糖核酸（mRNA）的位移，抑制细菌蛋白质合成。

（1）治疗军团菌病、支原体肺炎及其他支原体感染，本品可作为首选药。

（2）青霉素过敏或不耐受患者的替代用药，如化脓性链球菌、肺炎链球菌所致的扁桃体炎、急性咽炎、鼻窦炎，溶血性链球菌所致的猩红热、蜂窝织炎，白喉及白喉带菌者，气性坏疽、炭疽、破伤风，梅毒，放线菌病，李斯特菌病等。也可用于风湿热的预防。

（3）肺炎嗜衣原体感染及其他衣原体感染。

（4）敏感葡萄球菌、化脓性链球菌引起的皮肤软组织感染（疖、痈、化脓性皮肤病）及小面积烧伤、溃疡面感染。

（5）阿米巴痢疾等。

（6）厌氧菌所致的口腔感染。

（7）空肠弯曲菌肠炎，本品可作为首选药。

（8）百日咳。

（9）沙眼、结膜炎、角膜炎、睑缘炎及眼外部感染，眼膏局部应用。

3.用法与用量

（1）口服：成人1天1~2 g（硬脂酸红霉素按红霉素计），分3~4次整片吞服。治疗军团菌病，成人1天2~4 g，分4次服用。预防风湿热，每次0.25 g，1天2次。小儿30~40 mg/（kg·d），分3~4次服，百日咳患者疗程为14天。

（2）经眼给药：眼膏涂入眼睑内，1天2~3次，最后1次宜在睡前使用；滴眼液滴眼，1次1~2滴，1天4~6次。

（3）外用：软膏涂于患处，1天3次，避免接触眼、鼻及口腔黏膜；凝胶治疗寻常痤疮，早、晚各1次。

4.注意事项

（1）本品与其他红霉素品种或大环内酯类有交叉变态反应，故对本品及其他大环内酯类过敏者禁用。慢性肝病及肝功能损害者、孕妇禁用。哺乳期妇女慎用或暂停哺乳。

（2）本品有潜在的肝毒性，长期及大剂量服用可引起胆汁淤积和肝酶升高，尤其是酯化红霉素较易引起。其他常见消化道反应，药物热、皮疹、荨麻疹等变态反应，还可致耳鸣、听觉减退，注射给药较易引起。心血管系统可见室性心律失常、室性心动过速、Q-T间期延长等。

（3）红霉素为抑菌性药物，给药应按一定的时间间隔进行，以保持体内药物浓度。

（4）红霉素片应整片吞服，若服用药粉，则受胃酸破坏而发生降效。幼儿可服用对酸稳定的酯化红霉素。

5.药物相互作用

（1）大环内酯类与β-内酰胺类抗生素联合应用，一般认为可发生降效作用；与氯霉素和林可霉素类有拮抗作用。

（2）大环内酯类为肝药酶抑制药，与甲泼尼龙、茶碱、卡马西平、华法林等同用时可使上述药物在肝内代谢减少，血药浓度增高而产生不良反应，必要时应调整用量。

（3）本品可阻挠性激素类药物的肝肠循环，与口服避孕药合用可使之降低效果。

（4）不宜与酸性药物合用或加入酸性输液中使用。

（5）本品可抑制阿司咪唑、特非那定、西沙必利等药物的代谢，诱发尖端扭转型心律失常。

阿奇霉素、克拉霉素也是很常见的大环内酯类药物。

（二）林可霉素类（代表药物林可霉素）

1.别名

洁霉素，林肯霉素，洛霉素。

2.作用与应用

本品抗菌作用机制与大环内酯类相同，作用于细菌核糖体的50S亚基，抑制细菌蛋白质合成。抗菌谱与红霉素相似但较窄，主要对各类厌氧菌及革兰阳性需氧菌有显著的活性，对革兰阳性菌的抗菌作用类似于红霉素，但革兰阴性需氧菌、粪肠球菌、耐甲氧西林葡萄球菌、肺炎支原体对本类药物耐药。本品用于治疗盆腔感染和腹腔感染时，常与抗需氧革兰阴性杆菌药联合应用。本品外用治疗革兰阳性菌化脓性感染。

3.用法与用量

（1）口服：成人1次0.25~0.5 g（按林可霉素计），1天3~4次；小儿30~50 mg/(kg·d)，分3~4次，宜空腹服用。

（2）肌内注射或静脉滴注：成人1次0.6 g，每8~12小时1次。静脉滴注溶于100~200 mL输液内，滴注1~2小时。小儿静脉滴注10~20 mg/（kg·d），分2~3次，缓慢滴注

（浓度为 6~12 mg/mL）。

4.注意事项

（1）对本品或克林霉素过敏者、深部真菌感染患者禁用。肝功能不全、严重肾功能不全、胃肠疾病、哮喘、未完全控制的糖尿病、免疫力低下等疾病患者及孕妇、哺乳期妇女慎用。早产儿慎用，因内含防腐剂苯甲醇可出现抓握综合征。新生儿用药的安全性和疗效不确定。

（2）胃肠反应表现为恶心、呕吐、舌炎、肛门瘙痒等，长期用药可引起二重感染（假膜性肠炎），此时应停药，必要时可用甲硝唑、去甲万古霉素治疗。可致变态反应，如皮疹、荨麻疹、多形红斑。也可出现白细胞减少、血小板减少、ALT 升高、黄疸、耳鸣、眩晕等。

（3）静脉给药可致血栓性静脉炎。不可直接静脉推注。大剂量静脉快速滴注可引起心脏停搏和低血压。

（4）长期使用应定期检查血常规和肝功能。

5.药物相互作用

（1）与红霉素等大环内酯类药物、氯霉素有拮抗作用，不可联合应用。

（2）与吸入性麻醉药合用可加强对神经肌肉的阻滞，导致骨骼肌松弛和呼吸抑制或麻痹，可用抗胆碱酯酶药或钙盐解救。

（3）与抗肠蠕动止泻药合用可致结肠内毒素排出延迟，增加引起假膜性肠炎的危险。

除林可霉素外，克林霉素也属于此类药物。

（三）糖肽类及其他

1.万古霉素类（代表药物万古霉素）

（1）别名：凡可霉素，来可信。

（2）作用与应用。本品属糖肽类抗生素，对多数革兰阳性球菌和杆菌具有杀菌作用，对肠球菌属具有抑制作用。作用机制主要为抑制细菌细胞壁的合成，其作用部位与青霉素类和头孢菌素类不同，主要与细胞壁前体肽聚糖结合，阻断细胞壁合成，造成细胞壁缺陷而杀灭细菌，尤其对正在分裂增殖的细菌呈现快速杀菌作用。

（3）用法与用量。使用前加适量注射用水溶解后，用5%葡萄糖注射液或0.9%氯化钠注射液稀释至5 mg/mL。①静脉滴注：全身感染，成人每6小时7.5 mg/kg，或每12小时15 mg/kg。严重感染可1天3~4 g短期应用。静脉滴注速度不超过10 mg/min（2 mL/min），每次剂量的滴注时间应在60分钟以上。肾功能不全患者原则上不用，必要时根据肌酐清除率调整给药剂量。小儿20~40 mg/（kg・d），分2~4次（1次10 mg/kg，每6小时1次；或1次20 mg/kg，每12小时1次）。新生儿15~20 mg/（kg・d），分2次。②口服：成人1次0.125~0.5 g，每6小时1次，治疗5~10天，1天剂量不宜超过4 g；小儿1次10 mg/kg，每6小时1次，治疗5~10天。

（4）注意事项：①对万古霉素类过敏者、肾功能不全者禁用。听力减退或有耳聋病史者慎用。新生儿及孕妇、哺乳期妇女用药应权衡利弊。②可引起口麻、刺痛感、皮肤瘙痒、嗜酸性粒细胞增多、一过性白细胞减少、药物热、感冒样反应及血压剧降、过敏性休克等。③大剂量长疗程应用可致严重的耳毒性、肾毒性。耳毒性可见耳鸣、听力减退，甚至耳聋，老年及肾功能不全者易发生，及早停药可恢复；肾毒性表现为蛋白尿、管型尿、少尿、血尿、氮质血症，甚至肾衰竭。近年由于制剂纯度不断提高，肾毒性已显著减少。④用药期间应定期复查尿常规及肾功能，并注意听力改变，应避免同服有耳毒性和肾毒性的药物。⑤对老年患者及肾功能不全者应监测血药浓度，血药峰浓度不宜超过40 mg/L，谷浓度不超过10 mg/L。⑥静脉滴注过快、剂量过大可产生红斑样或荨麻疹样反应，皮肤发红（称为红颈或“红人”综合征），尤以躯干上部为甚，应停药并给抗组胺药。⑦口服给药可引起恶心、呕吐、口腔异味感等。不可肌内注射，因可致局部剧痛和组织坏死。静脉输入药液过浓可致血栓性静脉炎，应适当控制药液浓度和滴速，并避免药液外漏。

（5）药物相互作用：①本品与碱性溶液呈配伍禁忌，遇重金属可发生沉淀，含本品的输液中不得添加其他药物。②与氨基糖苷类、两性霉素B、杆菌肽（注射）、多黏菌素类抗生素和高效利尿药合用或先后应用可增加耳毒性和肾毒性。与环孢素合用可增加肾毒性。③与抗组胺药合用时可能掩盖耳鸣、眩晕等耳毒性症状。④与琥珀胆碱、维库溴铵等肌松药合用可增强后者的神经肌肉阻滞作用。⑤与考来烯胺同时口服可使药效灭活。

2.多黏菌素类（代表药物黏菌素）

（1）别名：多黏菌素 E，黏杆菌素。

（2）作用与应用。本品为多肽类窄谱慢效杀菌性抗生素，主要作用于细菌细胞膜，使细菌内重要物质外漏，导致细菌死亡。对绝大多数肠道革兰阴性杆菌具有强大的抗菌活性，大肠埃希菌、肠杆菌属、克雷白杆菌属及铜绿假单胞菌对本品呈高度敏感，沙门菌属、志贺菌属、流感嗜血杆菌及百日咳鲍特菌通常敏感，不动杆菌属、嗜肺军团菌及霍乱弧菌也敏感，但埃尔托生物型霍乱弧菌及沙雷菌属通常耐药，所有变形杆菌属及脆弱类杆菌均对本品耐药，而其他类杆菌属和真杆菌属则对本品敏感，所有革兰阳性菌对本品均耐药。目前多黏菌素类已很少全身应用，主要为局部应用。①注射用黏菌素适用于：对其他抗菌药物耐药的铜绿假单胞菌菌株所致的严重感染，必要时可与其他抗感染药物联合应用；治疗多重耐药的大肠埃希菌、肺炎克雷白杆菌等革兰阴性菌严重感染，无其他有效抗感染药物时可选用本品治疗。②口服用于儿童大肠埃希菌的肠炎和其他敏感菌所致的肠道感染。③肠道手术前准备：中性粒细胞减低患者可用本品联合其他抗感染药物口服，以减少肠道菌群。④外用于烧伤和创伤引起的铜绿假单胞菌感染；耳、眼等部位的敏感菌感染。

（3）用法与用量。①口服：成人 1 天 100 万~150 万 U，分 3 次餐前服，重症时剂量可加倍；小儿 2 万~3 万 U/（kg·d），分 3~4 次服。②静脉滴注：成人 1 天 100 万~150 万 U，小儿 2 万~3 万 U/（kg·d），分 2 次缓慢静脉滴注。③外用：灭菌粉剂用氯化钠注射液溶解，制备成 1 万~5 万 U/mL 的溶液剂。

（4）注意事项：①对多黏菌素类药过敏者禁用。不推荐 2 岁以下儿童使用。孕妇、肾功能不全者慎用。②可引起皮疹、瘙痒等过敏症状。口服时可有恶心、呕吐、食欲缺乏、腹泻等。肌内注射可致局部疼痛，静脉给药可引起静脉炎。③本类药物具有明显的肾毒性，亦可引起头晕、面部麻木、周围神经炎和神经肌肉阻滞而引起呼吸抑制，新斯的明治疗无效，只能进行人工呼吸，钙剂可能有效。④肾功能损害者不宜用，必须应用时应根据肾功能调整剂量。⑤本品注射已少用。用时剂量不宜过大，静脉滴注速度宜慢，疗程不宜超过

10~14 天。治疗过程中定期复查尿常规及肾功能。

（5）药物相互作用：不宜与其他有肾毒性的药物（氨基糖苷类、头孢噻吩、万古霉素等）及肌松药合用。

3.杆菌肽类（代表药物杆菌肽）

（1）别名：亚枯草菌素，枯草菌肽，崔西杆菌素。

（2）作用与应用：本品属慢效杀菌药，对革兰阳性菌有强大的抗菌作用，对耐β-内酰胺酶的细菌也有作用；对革兰阴性球菌、螺旋体、放线菌等也有一定作用；对革兰阴性杆菌无效。细菌对其耐药性产生缓慢，耐药菌株少见，与其他抗生素无交叉耐药性。本品口服不吸收，局部应用也很少吸收。由于严重的肾毒性反应，临床仅用于局部抗感染，其优点是刺激性小、变态反应少、不易产生耐药性。其锌盐制剂可增加抗菌作用。用于耐青霉素的葡萄球菌、链球菌所致的皮肤软组织及眼部感染，如脓疱疮等化脓性皮肤病及烧伤、溃疡面的感染；细菌性结膜炎、睑缘炎及睑腺炎。

（3）用法与用量：外用，软膏局部涂于患处，1 天 4~5 次；眼膏涂于结膜囊内，每 3~4 小时 1 次，或睡前涂 1 次。

（4）注意事项：①对本品过敏者禁用。过敏体质者慎用。②有轻微刺激感，偶见变态反应。③避免在创面长期或大面积使用，使用不宜超过 1 周。

（5）药物相互作用：避免与有肾毒性的药物合用。

4.其他

如莫匹罗星，是一种局部外用抗生素，通过可逆性地结合于细菌异亮氨酸合成酶，阻止异亮氨酸渗入，从而使细胞内含异亮氨酸的蛋白质合成终止而起抑菌和杀菌作用。

三、氨基糖苷类

本类药物的共同特点：①为快速杀菌药，对静止期细菌有较强作用，主要作用于细菌核糖体 30S 亚基，抑制细菌蛋白质合成，并破坏细菌细胞膜的完整性。②抗菌谱基本相同，对葡萄球菌属、需氧革兰阴性杆菌具有良好的抗菌活性；有的品种对铜绿假单胞菌、结核分枝杆菌及金黄色葡萄球菌有抗菌作用。③细菌对不同品种之间有部分或完全性交叉耐药。④水溶性好，性质稳定（除链霉素外）。血清蛋白结合率低，大多低于10%。⑤胃肠道吸收差，注射给药后大部分经肾脏以原形排出。⑥具有不同程度的肾毒性和耳毒性（前庭功能损害或听力减退），并可有对神经肌肉接头的阻滞作用。肾功能不良者、老年人、儿童和孕妇应尽量避免使用本类抗生素。

（一）天然来源类（代表药物庆大霉素）

1.别名

正泰霉素，艮他霉素，艮太霉素。

2.作用与应用

本品是由小单胞菌产生的一种多组分抗生素，对大肠埃希菌、产气肠杆菌、克雷白杆菌属、奇异变形杆菌、某些吲哚阳性变形杆菌、肠杆菌属、枸橼酸杆菌属、铜绿假单胞菌、某些奈瑟菌、某些无色素沙雷菌和志贺菌等革兰阴性菌有抗菌作用；革兰阳性菌中，金黄色葡萄球菌对本品尚可有一定的敏感性，但链球菌（包括化脓性链球菌、肺炎链球菌、粪肠球菌等）均对本品耐药；厌氧菌（类杆菌属）、结核分枝杆菌、立克次体、病毒和真菌亦对本品耐药。近年来，由于本品的广泛应用，耐药菌株逐渐增多，铜绿假单胞菌、克雷白杆菌、吲哚阳性变形杆菌对本品的耐药性甚高。主要用于：①大肠埃希菌、克雷白杆菌属、变形杆菌、敏感铜绿假单胞菌等革兰阴性菌引起的系统或局部感染。临床常与β-内酰胺类或其他抗感染药物联合应用。与青霉素（或氨苄西林）联合治疗草绿色链球菌性心内膜炎或肠球菌属感染。②鞘内注射可作为铜绿假单胞菌或葡萄球菌所致的严重中枢神经系统感染（脑膜炎、脑室炎）的辅助治疗。③口服治疗细菌性痢疾或其他细菌性肠道感染，或做结肠手术前准备。也可用本品肌内注射合并克林霉素或甲硝唑以减少结肠手术后感染的发生率。④敏感菌所致的细菌性结膜炎、睑缘炎、角膜炎、泪囊炎、睑腺炎等，可眼部用药。⑤庆大霉素普鲁卡因维 B_{12} 颗粒或胶囊口服，起到抗菌、止痛和促进胃黏膜修复的作用，可治疗慢性浅表性胃炎及胃溃疡。

3.用法与用量

（1）肌内注射或静脉滴注：成人 1 次 80 mg（8 万 U），1 天 2~3 次（间隔 8 小时）。对于革兰阴性杆菌所致重症感染或铜绿假单胞菌全身感染，1 天量可用到 5 mg/kg。静脉滴注可将 1 次量（80 mg）用输液 100 mL 稀释，于 30 分钟左右滴入；小儿 3~5 mg/（kg • d），分 2 次给予。

（2）口服：用于肠道感染或做术前准备，1 次 80~160 mg（8 万~16 万 U），1 天 3~4 次；小儿 10~15 mg/（kg • d），分 3~4 次服。治疗慢性浅表性胃炎及胃溃疡，庆大霉素普鲁卡因维 B_{12} 颗粒或胶囊 1 次 1 袋（或 2 粒），1 天 3 次，餐前温开水送服，6 周为 1 个疗程。

（3）经眼给药：滴眼液滴入眼睑内，1 次 1~2 滴，1 天 4~6 次；结膜下注射，眼内感染 3~10 mg/0.5 mL；前房内注射，50~100 μg/0.1 mL。

（4）局部给药：珠链放置脓腔中，缓慢地释放药物起局部抗菌作用。

（5）鞘内或脑室内注射：成人 1 次 4~8 mg，小儿 1 次 1~2 mg，每 2~3 天 1 次。

4.注意事项

（1）用药前询问患者有无氨基糖苷类药物过敏史，对本品或其他氨基糖苷类抗生素过敏者禁用。

（2）本类药物不宜作为门诊一线用药。脱水、低血压、重症肌无力、第八对脑神经损害、帕金森病患者、新生儿、婴幼儿（6 岁以下）、老年（50 岁以上）及肾功能减退和接受肌松药治疗的患者尽量避免应用或慎用，必须应用时，应尽可能监测血药浓度，并应根据肾功能调整用量。

（3）本类药物均具不同程度的耳毒性（听神经与前庭神经损害）和肾毒性，偶然可出现神经肌肉接头阻滞而引起呼吸停止。尚可引起 ALT、AST 升高，嗜酸性粒细胞增多，中性粒细胞减少，发热，面部麻木，周围神经炎等。

（4）应用本类药物时应注意定期检查尿常规、肾功能，注意观察听力和前庭功能改变，疗程通常不宜超过 2 周。以上各项检查如出现异常，应立即减量或停用。

（5）本品血药峰浓度超过 12 μg/mL，谷浓度超过 2 μg/mL 时可出现毒性反应，对于肾功能不全或长期用药者应进行血药浓度监测。

（6）偶可发生变态反应。

（7）本品1天量宜分2~3次给药，以维持有效血药浓度，并减轻毒性反应。不要把1天量集中在1次给予。因有呼吸抑制作用，不可静脉推注。

（8）对链球菌感染无效，由链球菌引起的上呼吸道感染不应使用。

（9）使用含类固醇的复方制剂勿超过2周，长期使用可能会引起眼压升高等。

5.药物相互作用

（1）本类药物应避免与其他有耳毒性、肾毒性的药物，肌松药，吸入性麻醉药等合用。

（2）本类药物与青霉素类、头孢菌素类同瓶滴注时呈配伍禁忌，应避免。

（3）镇静催眠药及有镇静作用的其他类药因可抑制患者的反应性，合用时也要慎重。

（4）与双膦酸盐类药物合用可引起严重的低钙血症。

（5）可减少扎西他滨的肾脏排泄。

链霉素也属于此种类型，是最早应用的氨基糖苷类药物，也是第一个治疗结核病的药物。本品对结核分枝杆菌有强大的抗菌作用，非结核分枝杆菌对本品大多耐药。

（二）半合成类（代表药物阿米卡星）

1.别名

丁胺卡那霉素，阿米卡霉素，氨羟丁酰卡那霉素。

2.作用与应用

本品是卡那霉素A的半合成衍生物。抗菌谱与庆大霉素相似，对革兰阴性菌中的大肠埃希菌、铜绿假单胞菌、吲哚阳性和阴性变形杆菌、克雷白杆菌属、不动杆菌、枸橼酸杆菌、沙雷菌和肠杆菌属的部分菌株有很强的抗菌作用；对结核分枝杆菌、非结核分枝杆菌和金黄色葡萄球菌（产酶和不产酶株）也有良好的抗菌活性。其他革兰阳性球菌（包括粪肠球菌）、厌氧菌、立克次体、真菌和病毒均对本品不敏感。本品突出的优点是对肠道革兰阴性杆菌和铜绿假单胞菌所产生的多种氨基糖苷类钝化酶稳定，故对一些氨基糖苷类（如卡那霉素、庆大霉素、妥布霉素）耐药菌株所致的感染仍能有效控制，与β-内酰胺类联合可获得协同作用。口服不吸收，肌内注射血药浓度达峰时间为60分钟。血浆蛋白结合率低于3.5%，主要分布于细胞外液，不易透过血-脑屏障。在给药后24小时内有94%~98%的药物以原形经尿排出。$t_{1/2}$为1.8~2.5小时，肾功能减退时可延长至30小时。不良反应中，其耳毒性强于庆大霉素，肾毒性较庆大霉素低。主要用于治疗革兰阴性杆菌（包括敏感铜绿假单胞菌等）所致的严重感染，如细菌性心内膜炎、血流感染（包括新生儿脓毒血症）、下呼吸道感染、骨和关节感染、皮肤软组织感染、胆道感染、腹腔感染（包括腹膜炎）、烧伤感染、手术后感染（包括血管外科手术后感染）、反复发作性尿路感染。不宜用于单纯性尿路感染的初治。

3.用法与用量

肌内注射或静脉滴注：成人1次0.75 mg/kg，每12小时1次，1天总量不超过1.5 g，疗程不超过10天；小儿5~10 mg/（kg·d），分2~3次（开始用10 mg/kg，以后7.5 mg/kg，每12小时1次），较大儿童可按成人用量。给药途径以肌内注射为主，也可加入0.9%氯化钠注射液或5%葡萄糖注射液100~200 mL中静脉滴注，在30~60分钟内缓慢滴入，儿童则为1~2小时。肾功能不全者首次剂量0.75 mg/kg，以后则调整使血药峰浓度为25 μg/mL、谷浓度为5~8 μg/mL。

4.注意事项

（1）对本品及其他氨基糖苷类过敏者禁用。脱水、肾功能损害、应用强效利尿药的患者及老年人慎用。

（2）本品的不良反应发生率和程度与庆大霉素和妥布霉素相似，可引起耳、肾毒性，少见周围神经炎、变态反应和神经肌肉阻滞。本品干扰正常菌群，长期应用可导致非敏感菌过度生长。

（3）本品不可用于静脉推注，不能用于体腔注射，静脉输注速度务必缓慢。

（4）其他参见庆大霉素。

5.药物相互作用

（1）对于铜绿假单胞菌感染，常需与抗铜绿假单胞菌青霉素（如哌拉西林等）联合应用，但两者不可置于同一容器中，以免降低疗效。

（2）其他参见庆大霉素。

四、四环素类及氯霉素类

（一）四环素类

1.天然四环素类（代表药物四环素）

（1）别名：四环素碱。

（2）作用与应用：四环素类药物为速效抑菌剂，与细菌核糖体 30S 亚基 A 位特异性结合，抑制肽链延长和蛋白质合成，尚可改变细菌胞质膜的通透性，极高浓度时具有杀菌作用。本类药物为广谱抗生素，但对伤寒沙门菌、副伤寒沙门菌、铜绿假单胞菌、结核分枝杆菌、真菌和病毒无效。近年来，由于耐药菌株日益增多，四环素类药物不良反应问题突出，已不再作为治疗细菌性感染的首选药，现主要用于：①立克次体病（包括流行性斑疹伤寒、地方性斑疹伤寒、落基山斑点热、Q 热和恙虫病等），支原体肺炎，螺旋体病（回归热），衣原体感染（鹦鹉热、性病淋巴肉芽肿、非淋菌性尿道炎、输卵管炎、子宫颈炎和沙眼），布鲁菌病（需与氨基糖苷类联合治疗），霍乱，土拉菌病，慢性游走性红斑，鼠疫（须与氨基糖苷类联合治疗）。②对青霉素类抗生素过敏的破伤风、气性坏疽、雅司病、梅毒、淋病、钩端螺旋体病。③敏感菌引起的呼吸道、胆道、尿路、皮肤软组织等部位的轻症感染和痤疮的治疗。④盐酸四环素醋酸可的松眼膏可用于眼部细菌感染或无菌性结膜炎、过敏性眼炎、角膜炎及沙眼。复方四环素泼尼松膜用于复发性阿弗他溃疡、糜烂性扁平苔藓、溃疡性口炎、药物过敏性口炎、天疱疮及类天疱疮的口腔损害等。

（3）用法与用量。①口服：成人 1 次 0.5 g，1 天 3~4 次；8 岁以上患儿 30~40 mg/(kg • d)，分 3~4 次服。②静脉滴注：1 天 1~1.5 g，分 2~3 次，加入 5%~10%葡萄糖注射液稀释至 0.1%的浓度滴注。③眼膏外用：1 天 1~2 次，涂抹于结膜囊内。④局部贴用：复方四环素泼尼松膜，1 天 3 次。

（4）注意事项：①孕妇、哺乳期妇女及 8 岁以下儿童禁用。肝、肾功能不全者慎用。

②口服可引起胃肠反应，除恶心、呕吐、腹痛、腹泻外，常可发生食管溃疡。本类药物可致局部刺激、变态反应（皮疹、荨麻疹、光敏性皮炎、哮喘及其他皮肤变化）、牙齿黄染、牙釉质发育不全及龋齿，还可抑制婴儿骨骼发育。长期大剂量应用可引起肝损害，出现恶心、呕吐、黄疸、氨基转移酶升高、呕血、便血等；肾功能不全者可加重肾损害，导致血尿素氮和肌酐值升高等。③长期用药可致菌群失调，轻者引起维生素缺乏，也常可见到由于白假丝酵母菌和其他耐药菌引起的二重感染（鹅口疮、肠炎），包括艰难梭菌所致的假膜性肠炎（表现为剧烈腹泻、发热、肠壁坏死、体液渗出，甚至休克、死亡），应立即停药并同时进行抗真菌治疗或口服万古霉素、甲硝唑。④本品肌内注射刺激大，禁用。静脉滴注易引起静脉炎和血栓，宜用低浓度（<0.1%）缓慢滴注，以减轻局部反应，并应尽早改为口服给药。⑤四环素宜空腹服用，食物可阻滞本品的吸收，使生物利用度显著下降。⑥四环素盐酸盐的生物利用度比四环素碱好，但对消化道的刺激较大，服药时应多饮水，并避免卧床服药，以免药物滞留食管形成溃疡。⑦四环素保管不当或过期变质会生成有毒性的差向四环素，不可再用。复方四环素泼尼松膜遇水、遇光、遇热易变质，应放于低温、干燥、避光处。

（5）药物相互作用：①碱性药、H_2受体阻滞剂或抗酸药可降低本类药物的溶解度，使吸收减少，活性降低；铁、钙、镁、铝等金属离子可与本类药物络合而影响吸收。与铁剂或抗酸药并用时，应间隔 2~3 小时。②本类药物为抑菌剂，可干扰青霉素类对细菌繁殖期的杀菌作用，最好避免这两类药物同时使用。③与强效利尿药呋塞米等同用可加重肾功能损害。④四环素类能抑制肠道菌群，使甾体避孕药的肝肠循环受阻而妨碍避孕效果，并增加经期外出血。

2.半合成四环素类（代表药物多西环素）

（1）别名：强力霉素，多西霉素，去氧土霉素，福多力，利尔诺，美尔力。

（2）作用与应用。本品抗菌谱与四环素基本相同，抗菌活性较四环素强 2~10 倍，具有强效、速效、长效的特点，微生物对本品与四环素、土霉素等有密切的交叉耐药性。口服吸收迅速且完全，不易受食物影响。大部分药物随胆汁进入肠腔排泄，肠道中的药物多以无活性的结合型或络合型存在，很少引起二重感染。少量药物经肾脏排泄，肾功能减退时粪便中药物的排泄增多，故肾功能减退时也可使用。$t_{1/2}$长达12~22小时，每天用药1次即可。临床适应证与四环素相同，主要用于：①敏感的革兰阳性球菌和革兰阴性杆菌所致的上呼吸道感染（扁桃体炎、老年慢性支气管炎）、胆道感染、淋巴结炎、蜂窝织炎等，特别适合有四环素适应证伴肾功能减退的患者（其他多数四环素类药物可能加重肾衰竭）。②治疗立克次体病（斑疹伤寒、恙虫病等）、支原体肺炎、回归热、布鲁菌病（与链霉素联合治疗）、鼠疫（与氨基糖苷类联合治疗）、土拉菌病、霍乱。③对青霉素类过敏者的破伤风、气性坏疽、雅司病、梅毒、淋病。④治疗酒渣鼻、痤疮、前列腺炎。⑤还可短期服用作为旅行者腹泻的预防用药及预防恶性疟和钩端螺旋体病。

（3）用法与用量。①口服：成人首次0.2 g，以后1次0.1 g，1天1~2次；小儿8岁以上体重＜45 kg者首次4 mg/kg，以后1次2~4 mg/kg，1天1~2次。体重超过45 kg者用量同成人。预防恶性疟，1周0.1 g。预防钩端螺旋体病，1次0.1 g，1周2次。②静脉滴注：成人第1天200 mg，分1~2次，以后根据感染的程度每天100~200 mg，分1~2次。梅毒一期、二期治疗，1天300 mg，持续给药10天；8岁以上儿童，45 kg及45 kg以下儿童，第1天4 mg/kg，分1~2次，以后根据感染的程度2~4 mg/（kg·d）。体重超过45 kg者按成人剂量。每100 mg本品用200~250 mL0.9%氯化钠注射液或5%葡萄糖注射液或复方氯化钠注射液稀释后缓慢滴注（100~200 mg一般输注1~2小时）。治疗维持到发热症状结束24~48小时后。

（4）注意事项：①对四环素类药物过敏者、8岁以下儿童及孕妇、哺乳期妇女一般应禁用。严重肝、肾功能不全者慎用。②常见的不良反应有胃肠道刺激症状，除恶心、呕吐、腹泻外，尚有舌炎、口腔炎和肛门炎。应餐后服，以大量水送服，并保持直立体位30分钟以上，以避免引起食管炎。③其他不良反应少于四环素，可见牙齿变色黄染、牙釉质发育不良；皮肤过敏引起红斑、荨麻疹、光敏性皮炎等；偶见良性颅内压增高、溶血性贫血等。④其他参见四环素。

（5）药物相互作用：①长期使用苯妥英钠或巴比妥类药物的患者，多西环素的消除$t_{1/2}$

可缩短至7小时。②本品可使地高辛吸收增加，导致其中毒。③其他参见四环素。

（二）氯霉素类（代表药物氯霉素）

1.别名

氯胺苯醇，左霉素，左旋霉素，肤炎宁。

2.作用与应用

本类药物作用于细菌核糖体50S亚基，抑制转肽酶使肽链延长受阻而影响蛋白质合成。体外具广谱抗微生物作用。临床主要用于以下几方面。

（1）伤寒、副伤寒及其他沙门菌属感染：氯霉素一般不作为首选药，而多选用氟喹诺酮类或第三代头孢菌素，后两者具有速效、低毒、复发少和愈后不带菌等特点。但本品成本低廉，某些国家和地区仍用于伤寒。

（2）耐氨苄西林的B型流感嗜血杆菌脑膜炎；或青霉素过敏患者由脑膜炎奈瑟菌、肺炎链球菌所致的脑膜炎、脑脓肿（尤其耳源性，常为需氧菌和厌氧菌混合感染）；敏感的革兰阴性杆菌脑膜炎（常与氨基糖苷类抗生素联合应用），本品可作为选用药物之一。

（3）严重厌氧菌（如脆弱类杆菌）感染：如腹腔感染、盆腔感染，常与其他抗菌药物联合应用，以控制同时存在的需氧菌及厌氧菌混合感染。

（4）立克次体感染（地方性斑疹伤寒、Q热和落基山斑点热等）。

（5）治疗敏感菌引起的结膜炎、沙眼、角膜炎、眼睑缘炎及全眼球感染。辅以增稠、缓冲剂玻璃酸钠而成的氯霉素滴眼液，具有药液黏附力强、增加与眼的接触面积和时间等特点，可防治戴隐形眼镜引起的角膜损伤、角膜炎及眼疲劳，对老年性的眼干涩、疲劳也有改善作用。

（6）急、慢性中耳炎，外耳道炎及耳部湿疹等。

3.用法与用量

（1）口服：成人1天1~2 g，分3~4次服；小儿25~50 mg/（kg·d），分3~4次服。新生儿脑膜炎必须使用时应不超过25 mg/（kg·d），需监测血药浓度。

（2）静脉滴注：成人1天1~2 g，分2次注射，本品250 mg至少用稀释液100 mL。

宜用干燥注射器抽取，边稀释边振荡，防止析出结晶。症状消退后应酌情减量或停药；小儿 25~50 mg/（kg・d）（浓度为 2.5~5 mg/mL）。

（3）经眼给药：治疗沙眼、结膜炎、角膜炎、眼睑缘炎等。滴眼液滴眼，1 次 1~2 滴，1 天 3~5 次，或每 2 小时 1 次；眼膏涂入眼睑内，1 天 3 次；治疗眼内感染，结膜下注射，1 次 50~100 mg/0.5 mL，隔天 1 次；眼内注射，1~2 mg/0.1 mL。

（4）经耳给药：滴耳液滴入耳道内，1 次 2~3 滴，1 天 3 次；耳栓 1 次 1 枚（32 mg），1 天 1 次，5 天为 1 个疗程。⑤阴道给药：每晚睡前在外阴清洁后将阴道软胶囊放入阴道深处，1 次 0.1 g，每晚 1 次。

4.注意事项

（1）正确掌握适应证，一般轻症感染不要轻易选用本品。对本品过敏者、精神病患者、早产儿和新生儿禁用。孕妇及哺乳期妇女不宜应用。肝肾功能损害者、癫痫患者、老年人慎用。

（2）可抑制骨髓造血功能，引起贫血、粒细胞及血小板减少，与剂量有关。偶有再生障碍性贫血发生，与剂量、疗程无关，发生率低，但病死率很高。

（3）可致灰婴综合征，即血药浓度异常增高引起的循环衰竭，多发生于早产儿、新生儿应用本类药物剂量过大时。

（4）有报道，本品尚能引起溶血性贫血（多在用药后数小时至 2~3 天发生，表现为发热、褐色尿、巩膜及皮肤黄染、脾大等）、铁粒幼细胞性贫血、球后视神经炎、循环及呼吸骤停、速发性变态反应及心肌损害等。皮疹、药物热、血管神经性水肿偶有发生，少见剥脱性皮炎。

（5）长期应用可能引起视神经炎、共济失调及由于菌群失调而致的维生素缺乏和二重感染等。消化道反应有恶心、呕吐、食欲缺乏、舌炎、口腔炎等。

（6）治疗前后及疗程中应定期检查血常规及血小板，系统监护血常规，发现异常立即停药。

（7）本品肌内注射常引起较剧烈的疼痛，还可致坐骨神经麻痹而造成下肢瘫痪，故已少用。

5.药物相互作用

（1）肝药酶诱导剂如苯巴比妥、苯妥英钠、利福平等可降低本品的血药浓度。

（2）与林可霉素类、大环内酯类同用可发生拮抗作用，因此不宜联合应用。本品可拮抗β-内酰胺类抗生素的抗菌作用。

（3）本品与某些骨髓抑制药如抗肿瘤药、秋水仙碱、羟布宗、保泰松、青霉胺同用时，可增强骨髓抑制作用。同时进行放射治疗时，亦可增强本品骨髓抑制作用。

（4）与铁剂、叶酸、维生素 B_{12} 合用可拮抗这些药物的造血作用。

（5）本品可拮抗维生素 B_6 的作用，并使其经肾脏排出增加，导致贫血和周围神经炎的发生。

（6）与含雌激素的避孕药合用避孕效果降低，并增加经期外出血的危险。

第二节 人工合成抗菌药

一、喹诺酮类

（一）第一代喹诺酮类（代表药物萘啶酸）

抗菌谱较窄，主要对肠杆菌科的部分菌株（大肠埃希菌、志贺菌属、克雷白杆菌、少部分变形杆菌）有抗菌作用。代表药物为萘啶酸，因疗效不佳，现已很少使用。

（二）第二代喹诺酮类（代表药物吡哌酸）

喹诺酮类化学合成抗菌药主要作用于细菌的 DNA 回旋酶和（或）拓扑异构酶Ⅳ，干扰细菌 DNA 的合成而引起细菌死亡。

（三）第三代喹诺酮类（代表药物诺氟沙星）

诺氟沙星是第一个应用于临床的氟喹诺酮类药物。氟喹诺酮类为杀菌药，具广谱抗菌作用，尤其对需氧革兰阴性杆菌的抗菌活性强。各种氟喹诺酮类的不同品种间呈交叉耐药性。本品的抗菌谱和抗菌作用与环丙沙星大致相仿，但对需氧革兰阴性杆菌的抗菌活性低于环丙沙星；对需氧革兰阳性球菌的活性低于环丙沙星和氧氟沙星；对支原体、衣原体、分枝杆菌等无抗菌活性。口服吸收迅速但不完全，吸收后广泛分布于全身组织和体液中，如肝、肾、肺、前列腺、睾丸、子宫及胆汁、痰液、水疱液、血、尿液等，但在脑组织和骨组织中浓度低。本品可通过胎盘屏障。在体内几乎不被代谢，绝大部分自尿排出，尿中药物浓度极高。$t_{1/2}$为 3.5 小时。适用于敏感菌所致的尿路感染、前列腺炎、肠道感染（伤寒及其他沙门菌属所致的胃肠道感染及胆囊炎等），妇科、外科、皮肤科（脓疱疮、湿疹感染、足癣感染、毛囊炎、疖肿等）及耳鼻咽喉科等感染性疾病；滴眼液、眼膏用于敏感菌所致的眼感染性疾病（结膜炎、角膜炎等）。复方诺氟沙星滴鼻液用于治疗急、慢性鼻炎，变应性鼻炎，鼻窦炎。

（四）第四代喹诺酮类（代表药物莫西沙星）

莫西沙星为新一代氟喹诺酮类药物，具广谱抗菌作用。本品对需氧革兰阳性球菌、厌氧菌、衣原体、支原体等非典型病原体的作用较沿用氟喹诺酮类增强。对甲氧西林或苯唑西林敏感金黄色葡萄球菌、肺炎链球菌（包括青霉素敏感和耐药株）、化脓性链球菌等需氧革兰阳性球菌，流感和副流感嗜血杆菌、卡他莫拉菌均具高度的抗菌活性；对肠球菌属的作用略差；对肺炎克雷白杆菌、阴沟肠杆菌、沙门菌属等肠杆菌科细菌亦具良好的抗菌作用，与环丙沙星相仿；对铜绿假单胞菌的作用较环丙沙星略差；对脆弱类杆菌等厌氧菌、嗜麦芽窄食单胞菌具高度的抗菌活性；对幽门螺杆菌、空肠弯曲菌空肠亚种亦具良好的抗菌作用；对肺炎支原体、肺炎嗜衣原体和嗜肺军团菌具有高度的抗微生物活性。耐甲氧西林葡萄球菌、洋葱伯克霍尔德菌、艰难梭菌对本品耐药。口服吸收良好，生物利用度约 90%，迅速分布于体液及组织中，在血浆、支气管黏膜、肺泡巨噬体中均有足够浓度。在肝脏代谢，尿液中原形药物的排泄量约 20%。消除$t_{1/2}$为 11~15 小时。适用于敏感病原体所致的呼吸道感染，包括慢性支气管炎急性发作、轻度或中度的社区获得性肺炎、急性鼻窦炎等；也可用于皮肤软组织感染、复杂性腹腔内感染。

二、磺胺类、甲氧苄啶及复方制剂

（一）磺胺类

磺胺类药物属广谱抑菌药，可与细菌的二氢叶酸合成酶结合，抑制叶酸的代谢和细菌核酸蛋白的合成。对革兰阳性菌和阴性菌均具抗菌作用，体外对沙眼衣原体、星形诺卡菌、恶性疟原虫和鼠弓形虫亦具活性。但目前细菌对该类药物普遍耐药，尤其葡萄球菌属、淋病奈瑟菌、脑膜炎奈瑟菌、肠杆菌科细菌中耐药菌株均增多。近年来由于许多抗感染新药的问世，病原菌对磺胺类药物的耐药菌株明显增多及不良反应较多见，使其临床应用显著减少。各磺胺药之间有交叉耐药及交叉过敏。下列疾病不宜选用磺胺药作为治疗或预防用药：①A 群溶血性链球菌所致的扁桃体炎或咽炎；②志贺菌感染；③立克次体病；④结核病；⑤放线菌病；⑥支原体感染；⑦真菌感染；⑧病毒感染。

（二）甲氧苄啶及其复方制剂

甲氧苄啶属抑菌药，对大肠埃希菌、奇异变形杆菌、志贺菌属均具有抗菌活性，对肺炎链球菌、淋病奈瑟菌、脑膜炎奈瑟菌的抗菌作用不明显，对铜绿假单胞菌无作用。本品选择性作用于细菌二氢叶酸还原酶，与磺胺类合用使细菌叶酸合成遭到双重阻断而起协同作用。因而抗菌作用大幅提高（可增效数倍至数十倍），并可减少耐药菌株的产生。与某些抗生素合用亦有增效作用。口服吸收完全。消除 $t_{1/2}$ 为 11 小时。体内分布广泛，脑脊液中药物浓度较高，炎症时接近血药浓度。本品单用易引起细菌耐药。可用于敏感菌（大肠埃希菌、奇异变形杆菌、肺炎克雷白杆菌、某些肠杆菌属、腐生葡萄球菌等）所致的急性非复杂性尿路感染初发病例。本品很少单用，一般与磺胺甲噁唑、磺胺嘧啶联合治疗敏感菌所致的肺部感染，急、慢性支气管炎，尿路感染，肾盂肾炎，肠炎，伤寒，细菌性痢疾，疟疾等；也与多种抗生素合用。

三、硝基呋喃类

如呋喃妥因，抗菌谱广，对多数革兰阳性菌和阴性菌具有抗菌作用，其中对葡萄球菌、肠球菌、奈瑟菌（淋病奈瑟菌等）、大肠埃希菌、枯草芽孢杆菌、志贺菌属、伤寒沙门菌等有良好的抗菌作用；对变形杆菌、克雷白杆菌、肠杆菌属、沙雷菌等作用较弱；铜绿假单胞菌对本品不敏感。一般来说，细菌对本品不易耐药，如停药后重新应用仍可有效。与其他类别抗菌药之间无交叉耐药性。但近年来耐药菌株有一定程度的发展，必要时可与其他药物（如 TMP）联合应用以提高疗效。口服后血药浓度低，组织渗透性差，不宜用于全身感染。给药量的 40%~50%以原形自肾脏迅速排泄。本品在酸性尿液（p H 约 5.5）中抗菌作用较强。主要用于敏感菌引起的下尿路感染，如急性单纯性膀胱炎、尿道炎等；亦可用于尿路感染的预防。

四、硝基咪唑类（代表药物甲硝唑）

（一）别名

灭滴灵，甲硝基羟乙唑，硝基羟乙唑，甲硝呋唑，灭滴唑。

（二）作用与应用

本品分子中的硝基在细胞内无氧环境中被还原成氨基，抑制细菌 DNA 合成而发挥抗厌氧菌作用。甲硝唑对大多数厌氧菌具有强大的抗菌作用，但对需氧菌或兼性需氧菌无效，故治疗需氧菌和厌氧菌混合感染时应联合应用其他有效的抗菌药。用于治疗或预防上述厌氧菌所致的系统或局部感染。

（1）治疗消化道、女性生殖系统、下呼吸道、腹腔、盆腔、皮肤软组织、骨和关节等部位的厌氧菌感染，对各种厌氧菌引起的血流感染、心内膜炎、脓胸、肺脓肿、脑膜炎、脑脓肿也有效。

（2）口颊片、含片、粘贴片等治疗口腔厌氧菌感染，如牙龈炎、牙周炎、冠周炎、口腔溃疡等。

（3）治疗幽门螺杆菌相关性胃炎或消化性溃疡及艰难梭菌所致的抗生素相关肠炎。

（4）治疗破伤风，与破伤风抗毒素（TAT）合用。

（5）与抗菌药合用预防妇科手术、胃肠外科手术及其他手术时的厌氧菌感染，如阑尾炎手术、结肠或直肠择期手术、牙科手术等。

（6）治疗急性阿米巴痢疾和肠外阿米巴病、滴虫阴道炎、贾第虫病、小袋虫病和皮肤利什曼病、麦地那龙线虫感染等。

（7）凝胶、乳膏等外用制剂对治疗毛囊虫皮炎、痤疮、炎症性丘疹、脓疱、酒渣鼻红斑、细菌性阴道病等有一定疗效。

（8）甲硝唑芬布芬胶囊用于治疗牙龈炎、牙周炎，对口腔炎、舌炎等亦有一定疗效。

（9）人工牛黄甲硝唑胶囊用于治疗急性智齿冠周炎、局部牙槽脓肿、牙髓炎、根尖周炎等。

（三）用法与用量

1.口服

厌氧菌感染，1 次 0.2~0.4 g，1 天 3 次，疗程 7 天或更长，1 天最大剂量不能超过 4 g；小儿 15~20 mg/（kg · d），分 3 次服，连用 5~7 天。预防用药，用于腹部或妇科手术，前 1 天开始服药，1 次 0.25~0.5 g，1 天 3 次。治疗破伤风，1 天 2.5 g，分次口服或静脉滴注。使用本品缓释片治疗细菌性阴道病，1 次 0.75 g，1 天 1 次，空腹整片吞服，疗程 7 天。甲硝唑芬布芬胶囊及人工牛黄甲硝唑胶囊 1 次 2 粒，1 天 3 次。

2.静脉滴注

厌氧菌感染，成人 1 次 500 mg，每 8 小时 1 次，每次滴注 1 小时，1 个疗程 7 天；儿童首剂 15 mg/kg，继以 7.5 mg/kg 维持，每 8~12 小时 1 次，缓慢滴注。

3.局部用药

治疗牙龈炎、牙周炎、冠周炎，将口颊片置于牙龈和龈颊沟间含服，1 次 1 片，1 天 3 次，餐后用，溶化后可咽下，临睡前加用 1 片。用于口腔黏膜溃疡时，将口腔粘贴片黏附于黏膜患处，1 次 1 片，1 天 3 次，餐后用，临睡前加用 1 片；或含漱液含漱，将本品 10 滴用 50 mL 温开水稀释，摇匀后在口腔内含漱 3~5 分钟后吐弃，1 天 3 次，连用 7 天。冠周炎、单纯性牙周炎（牙周袋＞5 mm 者），在含漱的同时须用原液对龈袋盲囊及牙周袋进行局部冲洗，每牙 2 mL，1 天 1 次，连续冲洗 3 天。凝胶、霜局部外用，清洗患处后适量涂用，早、晚各 1 次。治疗酒渣鼻红斑，2 周为 1 个疗程，连用 8 周；治疗炎症性丘疹、脓疱，4 周为 1 个疗程。

4.阴道给药

治疗厌氧菌或滴虫阴道炎，将阴道栓剂或泡腾片置于阴道深处，1 次 1 枚，1 天 1 次，7~10 天为 1 个疗程。

（四）注意事项

（1）对本品或其他咪唑类药物过敏者、活动性中枢神经系统疾病和血液病患者、孕妇及哺乳期妇女禁用。肝功能减退者应酌情减量和慎用。

（2）消化道反应最为常见，包括恶心、呕吐、食欲缺乏、腹痛、口干等；神经系统症状有头痛、眩晕，偶有感觉异常、肢体麻木、共济失调、多发性神经炎等，大剂量可致抽搐。少数患者出现荨麻疹、红斑、瘙痒、膀胱炎、排尿困难、口中金属味感、白细胞减少等，均属可逆性，停药后自行恢复。

（3）出现周围神经炎和惊厥时应考虑停药或减量。所致血常规改变应予注意，重复 1 个疗程之前应检查白细胞计数。

（4）厌氧菌感染合并肾衰竭者，给药间隔时间应由 8 小时延长至 12 小时。

（5）本品可抑制乙醇代谢，饮酒后可能出现腹痛、呕吐、头痛等症状（双硫仑样反应），故用药期间和停药 1 周内不宜饮酒，并禁用含乙醇的饮料。

（6）用药期间应减少钠盐摄入量，如摄盐过多可引起钠潴留。

（7）可诱发白假丝酵母菌病，必要时可并用抗假丝酵母菌药。

（8）本品的代谢产物可使尿液呈深红色，应与血尿相区别。

（五）药物相互作用

（1）本品与庆大霉素、氨苄西林属配伍禁忌。治疗滴虫阴道炎时，合并用土霉素可降低疗效。

（2）本品可抑制华法林等的代谢，增强其抗凝血作用。

（3）苯妥英钠和苯巴比妥等肝药酶诱导剂能加速本品代谢，使血药浓度降低。

（4）西咪替丁等肝药酶抑制药可减缓本品的代谢及排泄，延长本品的半衰期，应注意监测血药浓度并调整剂量。

（5）与糖皮质激素合用可加速甲硝唑从体内排泄，血药浓度下降约 30%。

五、噁唑烷酮类（代表药物利奈唑胺）

（一）别名

利奈唑德。

（二）作用与应用

本品能抑制细菌蛋白质合成，其特点是与细菌 50S 核糖体附近界面的 30S 亚基结合，阻止 70S 初始复合物的形成而产生杀菌作用。由于其结构特殊和作用机制独特，因此与其他抗菌药无交叉耐药性。用于治疗敏感菌引起的下列感染。

（1）万古霉素耐药屎肠球菌所致的感染，包括伴发的血流感染。

（2）由金黄色葡萄球菌（甲氧西林敏感或耐药菌株）或肺炎链球菌（包括耐多药的菌株）所致的医院获得性肺炎。

（3）复杂性皮肤软组织感染，包括未并发骨髓炎的糖尿病足部感染，合并革兰阴性菌感染者常需与抗革兰阴性菌药物合用。

（三）用法与用量

口服与静脉滴注：两者剂量相同，成人 1 次 600 mg，每 12 小时 1 次。治疗耐万古霉素肠球菌感染，疗程 14~28 天；肺炎、菌血症及皮肤软组织感染，疗程 10~14 天；小儿 20~30 mg/（kg · d），分 3 次。7 天以下新生儿 1 次 10 mg/kg，每 12 小时 1 次。

（四）注意事项

（1）本品的应用须严格掌握适应证，避免不适宜的广泛应用，促使细菌耐药性的发展，因耐万古霉素肠球菌对其他抗生素均耐药，本品是目前唯一有效的治疗药物。

（2）对本品过敏者禁用。孕妇和哺乳期妇女慎用。有高血压病史者使用本品时应注意观察。

（3）不良反应有消化道症状、失眠、头晕、药物热、皮疹、舌变色、鹅口疮等。化验检查可见血小板、白细胞、中性粒细胞减少，AST、ALT、LDH、ALP、淀粉酶、总胆红素、BUN 和肌酐等变化。

（4）服用时须避开高脂饮食及含酪胺的食物和含乙醇饮料。

（五）药物相互作用

（1）本品有单胺氧化酶（MAO）抑制作用，禁忌并用拟肾上腺素药物（伪麻黄碱、多巴胺、肾上腺素等）和 5-HT 再摄取抑制药（抗抑郁药）；禁用含酪胺的食物（奶酪、肉干等）和某些含醇饮料（啤酒、红酒等），以免引起血压异常升高。

（2）避免与减少血小板的药物合用。

（3）与两性霉素 B、氯丙嗪、地西泮、红霉素、喷他脒、苯妥英钠等药物呈配伍禁忌。

六、其他人工合成抗菌药

有乌洛托品、溶菌酶等药物。

第三节　抗结核病药

一、一线抗结核病药

代表药物为异烟肼和利福平。

异烟肼是一种具有杀菌作用的合成抗感染药，只对分枝杆菌尤其是对生长繁殖期的结核分枝杆菌有强大的杀灭作用，是治疗活动性结核的首选药物。其对静止期结核分枝杆菌无杀灭作用而仅有抑菌作用，故清除药物后，结核分枝杆菌可恢复正常的增殖活动。其作用强度与渗入到病灶部位的浓度有关，低浓度抑菌，高浓度杀菌。与其他药物相比，本品对结核分枝杆菌有良好的抗菌作用，疗效较好，用量较小，毒性相对较低，易为患者所接受。本品单独使用易产生耐药性，但停用一段时间后可恢复对药物的敏感性。与其他抗结核病药间无交叉耐药性，临床常采取联合用药以增加疗效和延缓耐药性的发生。本品口服吸收率为90%，药物浓度达峰时间为1~2小时。蛋白结合率甚低，易通过血-脑屏障。可迅速分布于全身体液和细胞液中，其中脑脊液、胸腔积液、腹水、关节腔、肾、纤维化或干酪样病灶及淋巴结中含量较高。本品大部分在肝脏内乙酰化，由于遗传差异，人群可分为快代谢型和慢代谢型，其半衰期有显著性差异，前者为1.1小时，后者为3小时。若每天给药，则代谢慢者不良反应相对重而多；若采用间歇给药方法，特别是每周1次给药，快代谢型的疗效相对较差，故临床上应根据不同患者的代谢类型确定给药方案。用于：①本品与其他抗结核病药联合，治疗各型结核病，包括肺结核的进展期、溶解播散期、吸收好转期、结核性脑膜炎和其他肺外结核（结核性胸膜炎、腹膜炎、心包炎及胃肠道结核、泌尿生殖器结核、骨关节结核、淋巴结结核）及其他分枝杆菌感染。规范化治疗时必须联合使用其他抗结核病药，以防止或延缓耐药性的产生。对粟粒性结核和结核性脑膜炎应加大剂量、延长疗程，必要时注射给药。②单独使用预防各型结核病。此外，对痢疾、百日咳、睑腺炎等也有一定疗效。

异烟肼与利福平合用时，对结核分枝杆菌有协同抗菌作用，但可能增加肝毒性，尤其是已有肝功能损害者或为异烟肼快乙酰化者，故在治程中（尤其是前3个月）应密切观察有无肝毒性征象出现。

利福平为半合成广谱杀菌药，抗菌谱广且作用强大，对结核分枝杆菌具高度抗菌活性，对繁殖期和静止期的细菌均有效，能增加链霉素和异烟肼的抗菌活性；部分其他分枝杆菌（包括麻风分枝杆菌等）对利福平敏感；对葡萄球菌包括甲氧西林耐药菌株具强大的抗菌活性；肺炎链球菌、链球菌属、肠球菌属、炭疽杆菌、产单核细胞李斯特菌对本品敏感；革兰阴性菌中脑膜炎奈瑟菌、淋病奈瑟菌对本品高度敏感；黄杆菌属对本品敏感；流感嗜血杆菌（包括对氨苄西林耐药菌株）对本品通常敏感；利福平对嗜肺军团菌具强大的抗菌作用；对沙眼衣原体、鹦鹉热嗜衣原体、立克次体、贝纳柯克斯体均具良好的抗微生物效应。口服吸收良好，可达90%~95%，于1~2小时血药浓度达峰值。本品易渗入机体各组织和体液（包括脑脊液）中。口服常用剂量后，有效浓度可维持约6小时。在肝脏代谢，主要代谢物去乙酰利福平仍具有抗菌活性，但抗菌能力较弱，仅为利福平的 1/10。体内药物多自胆汁中排泄，约 1/3 的药物由尿排泄，尿中药物浓度可达治疗水平。$t_{1/2}$ 为 2~5 小时。本品有酶促作用，连续服用可缩短自身的半衰期。

利福平有酶促作用，可加速自身及许多药物的代谢，如洋地黄毒苷、奎尼丁、普萘洛尔、维拉帕米、巴比妥类药物、口服抗凝血药、氯贝丁酯、美沙酮及磺酰脲类口服降血糖药、糖皮质激素和茶碱等，使它们的作用降低。利福平与上述药物并用时须注意调整它们的剂量。长期服用本品，可降低口服避孕药的作用而导致避孕失败。与异烟肼联合使用，对结核分枝杆菌有协同抗菌作用，但肝毒性增加，应加以注意。连续饮酒也可增加肝毒性。与对氨基水杨酸钠（PAS）合用可影响本品吸收，并增加肝毒性。

二、二线抗结核病药

代表药物为对氨基水杨酸钠。

（一）别名

对氨柳酸钠，派斯钠。

（二）作用与应用

本品仅对细胞外的结核分枝杆菌有抑菌作用，抗菌谱窄，疗效较一线抗结核病药差。单独应用时结核分枝杆菌对本品迅速产生耐药性，因此必须与其他抗结核病药合用。本品尚有较强的降血脂作用。口服吸收快，体内分布广，部分药物在肝内代谢失活，主要经肾脏排泄。作为二线抗结核病药，主要与异烟肼和链霉素联合使用，治疗肺与肺外结核病，以延缓耐药性产生，增加疗效。也可用于甲状腺功能亢进症（简称“甲亢”），对于甲亢术前合并结核患者较适用，在用碘剂无效而影响手术时，可短期服本品为手术创造条件。

（三）用法与用量

1.口服

结核病，成人 1 次 2~3 g，1 天 8~12 g，餐后服；小儿 200~300 mg/（kg • d），分 3~4 次服。1 天总量不超过 12 g。甲亢术前，成人 1 天 8~12 g，分 4 次服，同时服用 B 族维生素、维生素 C，服药时间不可过长，以防毒性反应出现。

2.静脉滴注

1 天 4~12 g（先从小剂量开始），临用前加适量灭菌注射用水溶解后，再用 5%葡萄糖注射液或等渗氯化钠注射液 500 mL 稀释，配成 3%~4%浓度，2~3 小时滴完；小儿 200~300 mg/（kg・d），分 2~3 次。

3.胸腔注射

治疗结核性脓胸，用 20%溶液 10~20 mL（用等渗氯化钠注射液溶解）注入胸膜腔内。

（四）注意事项

（1）对本品及其他水杨酸类药物过敏者禁用。肝肾功能减退、充血性心力衰竭、消化性溃疡、葡萄糖-6-磷酸脱氢酶（G-6-PD）缺乏者慎用。孕妇及哺乳期妇女使用时需权衡利弊。

（2）不良反应常见为胃肠反应，如恶心、呕吐、食欲缺乏、腹泻、腹痛，进餐、餐后服或与抗酸药同服可减轻症状。亦可有皮疹、发热、关节痛等变态反应。偶可引起 ALT 升高、肝损害、白细胞减少等。

（3）本品水溶液不稳定，见光可分解变色，故静脉滴注溶液应现配现用，并在避光条件下（在滴瓶外面用黑纸包上）5 小时内滴完。不得使用变色溶液。

（五）药物相互作用

（1）能干扰利福平的吸收，两者同用时应间隔 6~8 小时。

（2）本品可减少异烟肼的肝内乙酰化，使药效增加，但肝毒性也增强。

（3）与乙硫异烟胺、氨甲喋呤合用可使它们的不良反应增强。

（4）忌与水杨酸类同服，以避免胃肠反应加重及导致胃溃疡。

（5）可增强口服抗凝血药的活性，引起出血。

第四节 抗病毒药与抗真菌药

一、抗病毒药

（一）抗人类免疫缺陷病毒药（抗 HIV 药）

1.核苷类逆转录酶抑制药（NRTI）

代表药物为齐多夫定、拉米夫定。

齐多夫定进入宿主细胞后，因细胞中酶的作用转化成活化型三磷酸齐多夫定，后者竞争性抑制人类免疫缺陷病毒（HIV）反转录酶，抑制病毒 DNA 的合成、运送和整合至宿主细胞核，因而抑制病毒的复制。在细胞培养中本品与拉米夫定、去羟肌苷、扎西他滨、多种蛋白酶抑制药及非核苷类反转录酶抑制药有协同抗 HIV 作用。本品口服吸收迅速，生物利用度为 60%~70%。食物可延缓其吸收，但不影响其生物利用度。能通过血-脑屏障，在脑脊液内浓度可达血清浓度的 50%~60%。在肝脏与葡萄糖醛酸结合后，主要经肾脏排泄。$t_{1/2}$为 1.1 小时。用于治疗 HIV 感染所致的获得性免疫缺陷综合征（AIDS），患者有并发症（肺孢子菌肺炎或其他感染）时，尚需应用对症的其他药物联合治疗；亦用于 HIV 阳性的怀孕妇女及其新生儿预防 HIV 的母婴传播。

拉米夫定为化学合成核苷类似物，对人类免疫缺陷病毒（HIV）具有抑制反转录酶的作用，因而延缓病毒复制，在体内、外均具显著的抗 HIV-1 活性，且与其他核苷反转录酶抑制药（齐多夫定）联合有协同作用；对乙型肝炎病毒（HBV）亦有良好的抑制作用。本品口服吸收良好，生物利用度为 80%~85%，食物可延缓本品的吸收，但不影响生物利用度。体内分布广泛，可通过血-脑屏障进入脑脊液；亦可通过胎盘进入胎儿血液循环；并在乳汁中分泌。约 90%的药物以原形经肾脏排泄。消除 $t_{1/2}$ 为 5~7 小时。用于：①与其他抗反转录病毒药（如齐多夫定）联合治疗人类免疫缺陷病毒（HIV）感染。②乙型肝炎病毒（HBV）所致的慢性乙型病毒性肝炎，其 HBs Ag 持续阳性 6 个月以上、HBV DNA 阳性的患者。

2.非核苷类逆转录酶抑制药（NNRTI）

代表药物为奈韦拉平。奈韦拉平为HIV-1非核苷类反转录酶抑制药，通过与HIV-1反转录酶直接结合，并破坏该酶的催化位点，阻断RNA和DNA依赖的DNA多聚酶活性，从而阻断HIV复制。本品对HIV-2反转录酶及人类DNA多聚酶无活性。单独应用时HIV可迅速产生耐药性，与核苷类反转录酶抑制药和蛋白酶抑制药合用可协同抑制HIV复制。本品口服吸收迅速，生物利用度超过90%。体内分布广泛，可渗入脑脊液中，易通过胎盘屏障和进入乳汁中。主要在肝内代谢，80%以上的代谢物经尿排泄。适用于治疗HIV-1型感染，应与其他抗反转录酶药物联合用药；亦可单独用于阻断HIV-1母婴传播。

3.蛋白酶抑制药

代表药物为沙奎那韦。沙奎那韦为蛋白酶抑制药。HIV蛋白酶是在传染性HIV中发现的使病毒聚合蛋白前体裂解成单个功能蛋白的一种酶，为HIV复制和形成成熟的感染性病毒颗粒所必需的酶，抑制此蛋白酶可导致生成无感染性的不成熟病毒颗粒，进而抑制病毒复制，产生抗病毒作用。本品对急性和慢性细胞感染的HIV均有效。与反转录酶抑制药如齐多夫定、去羟肌苷、拉米夫定等合用时，呈相加或协同作用。蛋白酶编码基因的突变可导致病毒对本品的耐药。本品软胶囊（SGC）的生物利用度较硬胶囊（HGC）高。在肝脏代谢为无活性的代谢物。消除$t_{1/2}$为12~14小时。与其他抗反转录病毒药物联用治疗人类免疫缺陷病毒（HIV）感染。

4.其他抗HIV药

如恩夫韦地。恩夫韦地为合成肽类HIV融合抑制药，可与病毒包膜糖蛋白结合，阻止病毒与细胞膜融合所必需的构象变化，从而抑制HIV-1的复制。其他抗艾滋病药物是作用于细胞内部，阻止病毒在细胞内部复制，而本品却是通过阻止病毒与T细胞等免疫细胞的接触融合，干扰HIV-1进入T细胞，防止艾滋病患者的免疫系统遭受病毒破坏发生作用。用于人类免疫缺陷病毒（HIV）感染，与反转录酶抑制药联合应用。有用药后出现耐药性的报道。

（二）抗疱疹病毒药

代表药物为阿昔洛韦，又称无环鸟苷，开糖环鸟苷，无环鸟嘌呤。

阿昔洛韦为合成的核苷酸类抗病毒药。在体内转化为三磷酸化合物，干扰病毒 DNA 多聚酶的作用，抑制病毒 DNA 的合成。对细胞的 DNA 多聚酶也有抑制作用，但程度较轻。在组织培养中对单纯疱疹病毒（HSV）、水痘带状疱疹病毒（VZV）、巨细胞病毒（CMV）等具高度选择性抑制作用。本品对疱疹病毒 1 型的活性比阿糖腺苷强 160 倍，比阿糖胞苷强 2 倍，是目前最有效的抗单纯疱疹病毒 1 型和 2 型的药物之一。对 EB 病毒亦有抑制作用，但对 HSV 的潜伏感染无明显效果。病毒可对阿昔洛韦产生耐药性。本品不仅具有高度抗病毒特性和低毒性，还具有良好的眼内穿透性。口服吸收率低（15%），可分布到全身各组织中，包括皮肤、脑、胎盘和乳汁等，血浆蛋白结合率低，脑脊液中药物浓度可达血浆浓度的 50%。主要经肾脏排泄。$t_{1/2}$ 为 2.5 小时。局部应用后可在疱疹损伤区达到较高浓度。主要用于：①单纯疱疹病毒（HSV）感染，口服用于生殖器疱疹病毒感染初发和复发病例；对反复发作病例口服本品用作预防。注射剂用于免疫缺陷患者中初发和复发性 HSV（1 型和 2 型）所致的黏膜及皮肤感染、新生儿 HSV 感染、单纯疱疹性脑炎的治疗以及反复发作病例的预防。②带状疱疹病毒（HZV）感染，口服用于免疫功能正常者带状疱疹和免疫缺陷患者轻症病例的治疗；静脉给药用于免疫缺陷患者严重带状疱疹或免疫功能正常者弥散型带状疱疹的治疗。③免疫缺陷者水痘的治疗。④急性视网膜坏死综合征（ARN）、视网膜脉络膜炎、HSV 性葡萄膜炎；滴眼液或眼膏滴眼或涂眼，治疗病毒（HSV、HZV）性角膜炎、HZV 性结膜炎及眼睑皮炎。

用药时要注意以下几点：①对本品过敏者禁用。肝肾功能不全者、精神异常者、脱水者及 2 岁以下儿童慎用。哺乳期妇女用药应权衡利弊。②可出现贫血、血小板减少性紫癜、弥散性血管内凝血及红细胞、白细胞、血小板减少；也可有血尿素氮和一过性血清肌酐水平升高、皮疹、荨麻疹、出汗、血尿、低血压、头痛、恶心、呕吐、腹泻、肝功能异常、黄疸、肝炎等；尚可引起精神神经障碍（意识模糊、昏迷、幻觉、震颤、谵妄等）、急性肾衰竭，肾损害患者接受本品治疗时可造成死亡。③一旦出现疱疹的症状与体征，应尽早给药。对疱疹病毒性脑炎及新生儿疱疹的疗效尚未能肯定。水痘宜于急性发作24小时内进行治疗。④静脉给药可引起静脉炎，静脉滴注时切忌药液外漏，只能缓慢滴注（持续1~2小时），不可快速推注，不可肌内和皮下注射。⑤口服给药时应摄入充足的水，防止药物沉积于肾小管内。⑥坏疽型、大疱型、严重出血型带状疱疹及皮肤有严重继发感染者禁用本品凝胶。⑦本品滴眼液水溶性差，在寒冷气候下易析出结晶，使用时需先溶解（可采用水浴加热）。⑧外用制剂仅用于皮肤及黏膜，不能用于眼。涂药时需戴指套或手套。

（三）抗流感病毒药

代表药物为利巴韦林，又称病毒唑，三氮唑核苷，三唑核苷。

利巴韦林为广谱抗病毒药，对多种RNA和DNA病毒有效。体外具有抑制呼吸道合胞病毒（RSV）、流感病毒、甲型肝炎病毒、腺病毒等多种病毒生长的作用。本品并不改变病毒吸附、侵入和脱壳，也不诱导干扰素的产生。药物进入被病毒感染的细胞后迅速磷酸化，其产物作为病毒合成酶的竞争性抑制药，抑制肌苷单磷酸脱氢酶、流感病毒RNA多聚酶和mRNA鸟苷转移酶，从而引起细胞内三磷酸鸟苷的减少，阻碍病毒核酸和蛋白质的合成，使病毒的复制与传播受抑。对呼吸道合胞病毒也可能具免疫作用及中和抗体作用。本品可口服、静脉滴注、滴鼻和雾化吸入。口服吸收迅速而完全，达峰时间为1.5小时。可透过胎盘，也能进入乳汁，在肝内代谢，主要经尿排泄。适用于：①呼吸道合胞病毒引起的病毒性肺炎和支气管炎，通常以气雾剂给药。②皮肤疱疹病毒感染。③防治病毒性上呼吸道感染（滴鼻）。④治疗拉沙热或流行性出血热（具肾脏综合征或肺炎表现者），静脉滴注或口服。对早期患者疗效明显，有降低病死率、减轻肾损害、降低出血倾向、改善全身症状等作用。⑤治疗慢性丙型病毒性肝炎，本品口服与重组干扰素α-2b或PEG干扰素α联合应用。⑥眼部给药治疗单纯疱疹病毒性角膜炎，不宜用于其他病毒性眼病。

用药注意事项：①对本品过敏者、自身免疫性肝炎患者及孕妇禁用。活动性结核、严重或不稳定型心脏病患者不宜使用。严重贫血、肝肾功能异常者慎用。②最主要的毒性是溶血性贫血。大剂量应用（包括滴鼻在内）可致心脏损害；对有呼吸道疾病（慢性阻塞性肺疾病或哮喘）者可致呼吸困难、胸痛等。全身不良反应有疲倦、头痛、虚弱、乏力、胸痛、发热、寒战、流感症状等；消化系统症状有食欲缺乏、胃部不适、恶心、呕吐、轻度腹泻、便秘、消化不良等；精神神经系统症状有眩晕、失眠、情绪化、易激惹、抑郁、注意力障碍、神经质等；肌肉骨骼系统症状有肌肉痛、关节痛；皮肤附件系统出现脱发、皮疹、瘙痒等；此外，尚可有味觉异常、听力异常表现。③本品不宜用于未经实验室确诊的呼吸道合胞病毒感染患者；不用于哺乳期妇女呼吸道合胞病毒感染（因哺乳期妇女呼吸道合胞病毒感染具自限性）。④本品滴眼液不宜用于除单纯疱疹病毒性角膜炎外的病毒性眼病。气雾剂不应与其他气雾剂同时使用。⑤治疗开始前、治疗期间和停药后至少 6 个月，服用本品的女性或男性配偶均应有效避孕。

同类药物还有奥司他韦等。

（四）抗肝炎病毒药

代表药物为干扰素（IFN），干扰素是宿主细胞受到病毒感染或干扰素诱生剂等激发后，诱导产生的一类具有多种生物活性的糖蛋白，具有抗病毒、抗肿瘤活性及免疫调节等作用。干扰素可分为α、β和γ3 种主要类型，分别为人白细胞干扰素（IFN-α）、人成纤维细胞干扰素（IFN-β）和人免疫细胞干扰素（IFN-γ）。α-干扰素和β-干扰素又统称为I型干扰素，均可由病毒感染或应用多核苷酸后产生；γ-干扰素亦称免疫干扰素或II型干扰素，由特异性抗原刺激 T 细胞产生。干扰素无抗原性，但有高度的种属特异性，故只有人的干扰素才对人有效。干扰素也可通过大肠埃希菌、酵母基因工程重组而得，目前临床所用者大多为基因重组人源化干扰素制品，如 rhIFNα-2b、rhIFNα-2a 等。干扰素并不直接进入宿主细胞损伤或抑制病毒，而是与细胞膜表面的特异性干扰素受体结合后可启动一系列细胞内反应。这种免疫调节活性亦可增强机体自然杀伤（NK）细胞、巨噬细胞等的吞噬功能，同时增强细胞毒 T 细胞对靶细胞的杀伤作用等。最近发现干扰素的抗肿瘤作用还与其抑制血管内皮细胞增殖，抑制肿瘤内新生血管的生成有关。α-干扰素和β-干扰素具有共同的受体，因此两者无协同作用；而γ-干扰素的受体与α-干扰素或β-干扰素的受体均不同，故γ-干扰素与α-干扰素或β-干扰素均有协同作用。干扰素亦可产生一些全身症状和由免疫反应引起的组织损伤。干扰素具有广谱抗病毒活性，除了用于病毒性肝炎的治疗外，还用于急性病毒感染性疾病，如流感及其他上呼吸道感染性疾病、病毒性心肌炎、流行性腮腺炎、乙型脑炎等；慢性病毒性感染，如慢性活动性肝炎、巨细胞病毒（CMV）性感染；并可用于肿瘤的治疗。

药物使用注意事项：①严重心、肝、肾功能不全，骨髓抑制者禁用。孕妇、哺乳期妇女慎用。②常见发热、疲乏、食欲下降、恶心、呕吐、流感样症状等。偶有嗜睡、精神错乱、呼吸困难、肝功能降低、白细胞减少及变态反应等。其中干扰素α-2a 较干扰素α-2b 的发生率稍低，皮下注射较肌内注射的发生率相对低。

二、抗真菌药

（一）抗生素类抗真菌药

常见药物为两性霉素 B。两性霉素 B 为抗深部真菌感染药，几乎对所有真菌均有抗菌活性，为广谱抗真菌药。对新生隐球菌、白假丝酵母菌、芽生菌、荚膜组织胞浆菌、粗球孢子菌、孢子丝菌等有较强的抑菌作用，高浓度时有杀菌作用。本品用于治疗包括隐球菌、球孢子菌、荚膜组织胞浆菌、芽生菌、孢子丝菌、白假丝酵母菌、毛霉属、曲霉属所致的血流感染、心内膜炎、脑膜炎（隐球菌及其他真菌）、腹腔感染、肺部感染、尿路感染和眼内炎等；两性霉素 B 胆固醇复合体等制剂适用于肾功能不全患者、不能耐受治疗剂量的两性霉素 B 常规制剂及经后者治疗无效的侵袭性曲霉病患者；两性霉素 B 局部应用治疗皮肤灼、烧伤后真菌感染，呼吸道真菌感染，真菌性角膜溃疡等；口服用于肠道真菌感染；阴道泡腾片用于阴道真菌感染，对顽固复发的阴道炎有特效。本品尚可作为美洲利什曼原虫病的替代治疗药。

注意事项：①对本品过敏者、严重肝病患者禁用。肝、肾功能不全及电解质紊乱者慎用。②本品毒性较大，可发生寒战、发热、头痛、食欲缺乏、恶心、呕吐等反应，静脉用药可引起血栓性静脉炎，鞘内注射可引起背部及下肢疼痛。对肾脏有损害作用，可致蛋白尿、管型尿，定期检查发现血尿素氮＞20 μmol/L 或肌酐＞3 μmol/L 时应采取措施，停药或降低剂量。尚有白细胞减少、贫血、血压下降或升高、肝功能损害、复视、周围神经炎、皮疹等反应。③使用期间可出现心率加快，甚至心室颤动，多与注入药液浓度过高、速度过快、用量过大以及患者低血钾有关。④用药期间应监测肝、肾功能，血常规及血钾。出现低钾血症时应高度重视，及时补钾。⑤使用期间应用抗组胺药可减轻某些反应。皮质激素也有减轻反应的作用，但只限在反应较严重时使用，勿作为常规使用。⑥静脉滴注如漏出血管外可引起局部炎症，可用5%葡萄糖注射液抽吸冲洗，也可加少量肝素注射液于冲洗液中。

（二）吡咯类（唑类）抗真菌药

1.咪唑类（代表药物克霉唑）

（1）别名：三苯甲咪唑，氯苯甲咪唑，氯代三苯甲咪唑，氯曲马唑，杀癣净，正美汀，妇康安，凯妮汀，克罗确松，抗真菌1号。

（2）作用与应用：本品为唑类广谱抗真菌药，对深部、浅部真菌如表皮癣菌、毛癣菌、隐球菌和假丝酵母菌属均具有抗菌活性。通过抑制真菌细胞膜麦角固醇的合成发挥抗真菌作用。口服不易吸收，血药峰浓度较低。本品主要作局部用药治疗浅部真菌感染，如皮肤、黏膜假丝酵母菌感染；由毛癣菌、小孢子菌和表皮癣菌所致的手足癣、股癣和体癣，秕糠状鳞斑癣菌所致的花斑癣等。口服用于口咽部假丝酵母菌感染的治疗及预防。

（3）用法与用量。①局部给药：口腔药膜贴于口腔内患处，1天3次，溶化后可咽下；涂膜外涂，使用前先将患部洗干净，再将本品涂上一层，待干成膜即可，1天1~2次；溶液、乳膏、软膏外用，洗净患处后，将足量的溶液或乳膏覆盖在病灶及其周围区域，1天2~3次。②阴道给药：阴道片、泡腾片、药膜或栓剂置于阴道深处，每晚1次，1次1片（粒）。③口服：1次0.25~1 g，1天3次。④滴耳：真菌性耳道炎，1次3~5滴，1天2~3次。患耳朝上，耳浴5分钟。

（4）注意事项：①对本品及硝基咪唑类药物过敏者禁用。②外用本品偶可引起接触性皮炎。③应避免接触眼睛。④在月经期间禁止采用阴道治疗方案。⑤治疗假丝酵母菌病须避免封包，否则可促使酵母生长。

同类药物还有咪康唑，又称达克宁，为广谱抗真菌药，目前主要局部应用治疗皮肤癣菌、假丝酵母菌等引起的阴道、皮肤或指甲的真菌感染，如慢性广泛性皮肤黏膜假丝酵母菌病、假丝酵母菌性外阴阴道炎、体癣、手癣、足癣、股癣、花斑癣、真菌性甲沟炎等。静脉给药用于假丝酵母菌属所引起的严重感染，包括腹膜炎、肺炎和尿路感染；严重隐球菌病、球孢子菌病、副球孢子菌病等。

2.三唑类

有三唑环的合成唑类抗真菌药，对深部真菌及浅表真菌均有抗菌作用。主要用于以下情况。

（1）治疗深部真菌引起的系统感染：如芽生菌病、组织胞浆菌病、球孢子菌病、着色真菌病、孢子丝菌病、类球孢子菌病、曲霉病等。

（2）口腔、阴道假丝酵母菌感染及真菌性结膜炎、真菌性角膜炎。

（3）浅部真菌感染：如手足癣、体癣、股癣、花斑癣等。

（4）皮肤癣菌和（或）酵母所致的甲真菌病。

（三）丙烯胺类抗真菌药

代表药物有特比萘芬，为活性高、毒性低、口服有效的丙烯胺类衍生物，通过抑制真菌细胞麦角固醇合成过程中的鲨烯环加氧酶，使鲨烯在细胞中蓄积，继而影响真菌细胞膜的结构和功能。具有广谱抗真菌活性，尤其对皮肤癣菌（红色毛癣菌、石膏样毛癣菌等）有较强的杀菌或抑菌作用，对曲霉、皮炎芽生菌、荚膜组织胞浆菌、白假丝酵母菌、镰孢和其他丝状真菌亦具有良好的抗菌活性。口服吸收迅速良好，在毛发、皮肤和甲板等处长时间维持较高浓度。用于浅表真菌引起的皮肤、指（趾）甲感染，如毛癣菌、犬小孢子菌、絮状表皮癣菌等引起的体癣、股癣、手癣、足癣、花斑癣、甲癣及皮肤白假丝酵母菌感染。

（四）嘧啶类抗真菌药

氟胞嘧啶是其代表药物，又称5-氟胞嘧啶，为人工合成的广谱抗真菌药，通过干扰真菌的核酸合成起作用。对假丝酵母菌、隐球菌和地丝菌有良好的抑制作用，对部分曲霉及引起皮肤真菌病的分枝孢子菌、瓶霉等也有一定的抗菌活性，对其他真菌和细菌均无作用。单用本品时真菌易对之产生耐药性。口服吸收良好，3~4小时血药浓度达高峰。广泛分布于深部体液中，可透过血-脑屏障，也可进入感染的腹腔、关节腔和房水中。适用于假丝酵母菌、隐球菌等敏感菌株所致的全身性真菌感染（如假丝酵母菌属心内膜炎、隐球菌属脑膜炎、假丝酵母菌属或隐球菌属所致的血流感染、肺部感染、尿路感染等）。在治疗播散性真菌病时，须与两性霉素 B 联合应用以增强疗效。

第五章　抗寄生虫药物

第一节　抗疟原虫药

一、主要用于控制疟疾症状的抗疟药

（一）氯喹

1.别名

氯化喹啉，氯喹啉。

2.作用与应用

（1）抗疟作用：本品对各种疟原虫（间日疟原虫、三日疟原虫及敏感的恶性疟原虫）的红细胞内期裂殖体均有较强的杀灭作用，能迅速有效地控制疟疾的临床发作；但对子孢子、休眠子和配子体均无效，故不能用作病因性预防及控制远期复发和传播。休眠子为疟疾远期复发的根源，恶性疟原虫和三日疟原虫无休眠子（即红细胞外期疟原虫），无复发之忧，故能被根治。而对间日疟，氯喹单独应用不能根治，需与伯氨喹合用，但因其作用持久，故能延迟间日疟的复发。本品的特点是起效快、疗效高、作用持久，通常用药后 24~48 小时发热、寒战等疟疾临床症状消退，48~72 小时血中疟原虫消失。口服吸收快而完全，服药后 1~2 小时血药浓度即达高峰，抗酸药可干扰其吸收。广泛分布于全身组织中，具有在红细胞内尤其是被疟原虫入侵的红细胞内浓集的特点，有利于杀灭疟原虫。本品缓慢释放入血后在肝脏代谢，代谢产物仍有抗疟作用。原形药物及代谢产物经肾脏排泄，排泄较慢，$t_{1/2}$ 为 2.5~10 天，酸化尿液可促进其排泄。主要用于治疗对氯喹敏感的恶性疟、间日疟及三日疟急性发作，控制疟疾症状；也能预防性抑制疟疾症状发作，在进入疫区前 1 周和离开疫区后 4 周期间，每周服药 1 次即可。目前临床发现有相当一部分恶性疟原虫对本品产生了耐药性，使其疗效降低，因此在很多情况下需改用其他抗疟药或采取联合用药。氯喹对

间日疟原虫的耐药也在世界很多地区有逐渐发展的趋势。

（2）抗肠外阿米巴病作用：氯喹能杀灭阿米巴滋养体。由于其在肝脏中的分布浓度高，可用于治疗阿米巴肝脓肿和阿米巴肝炎。此外，也可用于治疗华支睾吸虫病、卫氏并殖吸虫病。

（3）免疫抑制作用：大剂量氯喹能抑制免疫反应，偶尔用于类风湿关节炎、系统性红斑狼疮等免疫功能紊乱性结缔组织疾病。另可用于治疗光敏性疾患，如日晒红斑症。

3.用法与用量

（1）口服：控制疟疾发作，首剂 1 g，6 小时后 0.5 g，第 2 天、第 3 天每天服 0.5 g。如与伯氨喹合用，只需第 1 天服本品 1 g。疟疾症状抑制性预防，1 周 1 次，1 次 0.5 g。根治间日疟，用复方磷酸氯喹片，1 天 1 次，1 次 6 片，连服 3 天；儿童治疗恶性疟、间日疟，首剂 10 mg/kg，治疗 6~8 小时后及第 2~3 天各服 1 次，1 次 5 mg/kg。预防恶性疟、间日疟，1 次 4~5 mg/kg，1 周 1 次。治疗阿米巴肝脓肿，第 1 天、第 2 天用氯喹 1 次 0.5 g，1 天 2~3 次，以后 1 天 0.5 g，连用 2~3 周。治疗结缔组织病、盘状红斑狼疮及类风湿关节炎，氯喹开始 1 次 0.25 g，1 天 1~2 次，经 2~3 周后，如症状得到控制，改为 1 次量不超过 0.25 g，1 天 2~3 次，长期维持。对系统性红斑狼疮，用肾上腺皮质激素治疗，症状缓解后，可加用氯喹以减少皮质激素用量。

（2）静脉滴注：恶性疟控制疟疾发作，第 1 天 1.5 g，第 2 天、第 3 天 0.5 g。一般每 0.5~0.75 g 本品用 5%葡萄糖注射液或 0.9%氯化钠注射液 500 mL 稀释后缓慢滴注（每分钟 12~20 滴），第 1 天量于 12 小时内全部输完。儿童第 1 天 18~24 mg/kg，第 2 天 12 mg/kg，第 3 天 10 mg/kg（浓度 1 mg/mL）。

4.注意事项

（1）对本品过敏者及孕妇（可能使胎儿耳聋、脑积水、四肢缺陷）禁用。肝肾功能不全、心脏病、重型多形红斑、卟啉症、银屑病及精神病患者慎用。

（2）用药后可出现食欲缺乏、恶心、呕吐、腹泻；皮肤瘙痒、紫癜、脱毛、毛发变白、湿疹、剥脱性皮炎、银屑病；头重、头痛、头昏、耳鸣、眩晕、倦怠、睡眠障碍、精神错乱；视野缩小、角膜浸润及视网膜变性等不良反应。

（3）有时可见白细胞减少，如减至 4×10^9/L 以下应停药。

（4）对少数患者可引起心律失常，严重者可致阿-斯综合征，若不及时抢救，可能导致死亡。

（5）急性氯喹中毒常是致死性的，其致死量每千克可低至 50 mg（基质），表现为迅速出现恶心、呕吐、困倦，继之言语不清、激动、视力障碍，因肺水肿而致呼吸困难甚至呼吸停止，还可出现心律不齐、抽搐及昏迷。出现以上情况应立即停药，并对症处理，特别是维持心肺功能。

（6）本品不宜做肌内注射，尤其是儿童，易致心肌抑制。

（7）本品禁止做静脉推注。此外，老年人、儿童采用静脉滴注应谨慎。

（8）本品对角膜和视网膜有损害，故长期服用前应先进行眼科详细检查，排除原有病变，尤其是 60 岁以上患者宜勤检查，以防视力功能损害。长期维持剂量以 1 天 0.25 g 或其以下为宜，疗程不超过 1 年。

（9）长期使用可产生抗药性（多见于恶性疟）。如用量不足，恶性疟常在 2~4 周内复燃，且易引起抗药性。

5.药物相互作用

（1）本品与伯氨喹合用可根治间日疟。

（2）与保泰松同用易引起过敏性皮炎。

（3）与氯丙嗪合用加重肝损害。

（4）本品对神经肌肉接头有直接抑制作用，链霉素等可加重此不良反应，故不宜与氨基糖苷类抗生素联合应用。

（5）洋地黄化后应用本品易引起心脏房室传导阻滞。

（6）与肝素和青霉胺合用可增加出血机会。

（7）与氯化铵、维生素 C 合用可加速排泄而降低血中浓度。

（8）与单胺氧化酶抑制药合用可使毒性增加；与曲安西龙合用易致脱屑性红皮病。

（9）与氯喹同类物（阿莫地喹、羟氯喹等）同用时，可使本品的血中浓度升高。

（二）奎宁

1.别名

金鸡纳霜，优奎宁，碳酸乙酯奎宁。

2.作用与应用

本品对各种疟原虫的红细胞内期裂殖体有杀灭作用，能控制临床症状，但疗效不及氯喹，且毒性较大；对红细胞外期疟原虫和恶性疟的配子体无明显作用。与伯氨喹和乙胺嘧啶合用可增强抗疟作用并减少耐药性。此外，本品具有减弱心肌收缩力，兴奋子宫平滑肌，轻度的阻滞神经肌肉接头和微弱的解热镇痛作用。主要用于耐氯喹或对多种药物耐药的恶性疟，尤其是脑型疟。疟原虫对奎宁的耐药性也有一定程度的发展。亦可用于夜间发作的腓肠肌痉挛。口服吸收好，多采用口服给药，仅在抢救脑型疟患者时采用静脉给药。

3.用法与用量

（1）口服：治疗耐氯喹的恶性疟，硫酸奎宁片 1 次 0.3~0.6 g，1 天 3 次，14 天为 1 个疗程。控制间日疟症状，必要时可服重硫酸奎宁片，第 1 天 1 次 480 mg，第 2 天开始 1 次 360 mg，1 天 3 次，连服 7 天；小儿采用无味奎宁 1 次 5~10 mg/kg，重症可 1 天 2 次，最高量 500 mg，连服 7 天。

（2）静脉滴注：耐氯喹恶性疟的重症（如脑型疟），可用二盐酸奎宁，按 5~10 mg/kg（最高量 500 mg）加入 500 mL 氯化钠注射液中，4 小时滴完，12 小时后重复 1 次。病情好转后改口服。

（3）肌内注射：儿童二盐酸奎宁深部肌内注射，1 次 5~10 mg/kg。

4.注意事项

（1）对本品过敏者、心肌病患者及孕妇禁用。哮喘、心房颤动及其他严重心脏疾病、葡萄糖-6-磷酸脱氢酶缺乏、重症肌无力、视神经炎患者、哺乳期及月经期妇女慎用。

（2）1 天用量超过 1 g 或用药稍久可引起金鸡纳反应，表现为头痛、耳鸣、眼花、恶心、呕吐、视力和听力减退等，甚至发生暂时性耳聋，停药一般能恢复。少数患者对本品很敏感，小剂量即可出现严重的金鸡纳反应。

（3）特异质者出现急性溶血、血管神经性水肿、支气管哮喘；中毒时可出现体温下降、心律失常、呼吸麻痹。

（4）静脉推注易致休克，故严禁静脉推注；肌内注射有刺激性，可引起局部疼痛和坏死，形成脓肿。

（5）用药过量或静脉滴注速度过快可致低血压、心律失常和严重的中枢神经系统紊乱（如谵妄和昏迷），故滴注时应慢速，并密切观察患者心脏和血压变化。

（6）奎宁能刺激胰岛素释放，可引起高胰岛素血症，加之疟原虫消耗葡萄糖会引发低血糖，对严重恶性疟患者可能引起对脑型疟昏迷和低血糖昏迷诊断的混淆。

5.药物相互作用

（1）利福平可降低本品的血药浓度和疗效。

（2）与维生素 K 合用可增加奎宁的吸收；与硝苯地平合用，游离奎宁浓度增加；碱化尿液（如碳酸氢钠等），可增加肾小管对奎宁的重吸收。

（3）抗酸药及含铝制剂能延长和减少奎宁的吸收。

（4）与抗凝血药合用，抗凝作用可增强；降血糖药与本品联用可出现严重的低血糖症状。

（5）与肌松药如琥珀胆碱等合用，可能会引起呼吸抑制。

（6）与奎尼丁合用，金鸡纳反应可增加。

（7）不宜与氨基糖苷类抗生素、呋塞米等高效利尿药合用，以免增强对第八对脑神经的损害。

二、主要用于控制复燃和传播的抗疟药

伯氨喹是一种典型的主要用于控制复燃和传播的抗疟药。

（一）别名

伯氨喹啉，伯胺喹啉，伯喹，匹马喹啉。

（二）作用与应用

本品对间日疟、卵形疟红细胞外期（肝脏中）的休眠子有较强的杀灭作用，是防治疟疾远期复燃的主要药物。与红细胞内期抗疟药合用能根治间日疟，减少抗药性的产生。能杀灭各种疟原虫的配子体，阻止各型疟疾传播。对红细胞内期的疟原虫无效，不能作为控制症状的药物应用，也不能作为病因预防药应用。尽管有对伯氨喹敏感性下降的间日疟原虫株出现的报道，但对伯氨喹抗药的发生是很罕见的。口服吸收迅速、完全，1~3 小时达血药峰浓度。消失也快，8 小时后血中残存量很少。$t_{1/2}$ 约 5.8 小时。主要用于根治间日疟、控制疟疾传播、阻抑恶性疟流行。常与氯喹或乙胺嘧啶合用。

（三）用法与用量

（1）根治间日疟，口服，1 次 13.2 mg，1 天 3 次，连服 7 天。服此药第 1~3 天同服氯喹，或在第 1 天、第 2 天同服乙胺嘧啶；儿童 1 次 0.2~0.3 mg/kg，1 天 3 次，连服 7 天。

（2）消灭疟原虫配子体，控制疟疾传播及配合氯喹等治疗恶性疟时，1 天 26.4 mg，连服 3 天；儿童 0.5~1 mg/（kg • d），连用 3 天。

（四）注意事项

（1）孕妇、葡萄糖-6-磷酸脱氢酶缺乏者、系统性红斑狼疮患者、类风湿关节炎患者禁用。糖尿病患者，肝、肾、血液系统疾病患者，急性细菌和病毒感染患者及哺乳期妇女慎用。

（2）本品毒性较其他抗疟药高。治疗量不良反应较少，1 天剂量超过 52.8 mg 时易发生疲乏、头晕、恶心、呕吐、腹痛、发绀、药物热等症状，停药后可自行恢复。

（3）大剂量（60~240 mg/d）时上述症状加重，多数患者可致高铁血红蛋白血症伴发绀。

（4）少数特异质者在小剂量时也可发生急性溶血性贫血和高铁血红蛋白血症，是因其红细胞内缺乏葡萄糖-6-磷酸脱氢酶（G-6-PD）造成的，应立即停药，并同时给予地塞米松或泼尼松，静脉滴注 5%葡萄糖氯化钠注射液等可缓解。溶血严重者可输血。高铁血红蛋白血症可静脉注射亚甲蓝 1~2 mg/kg。

（5）不宜与其他具有溶血作用和抑制骨髓造血功能的药物合用。

（6）服用本品前，应仔细地询问有关病史并检测葡萄糖-6-磷酸脱氢酶（G-6-PD）的活性。服用本品后，应定期检查红细胞计数及血红蛋白量。

三、主要用于病因性预防的抗疟药

乙胺嘧啶是一种用于病因性预防的抗疟药。

（一）别名

息疟定。

（二）作用与应用

本品为二氢叶酸还原酶抑制药，阻止二氢叶酸转变为四氢叶酸，阻碍核酸的合成，并且对疟原虫酶的亲和力远大于对人体的酶，从而抑制疟原虫的增殖。对某些恶性疟及间日疟原虫的原发性红细胞外期有抑制作用，是较好的病因性预防药，其作用持久，服药 1 次，可维持 1 周以上。本品主要作用于进行裂殖体增殖的疟原虫，对红细胞内期疟原虫仅能抑制未成熟的裂殖体，对已发育完成的裂殖体则无效，常需在用药后第二个无性增殖期才能发挥作用，故控制临床症状起效缓慢。不能直接杀灭配子体，但含药血液随配子体被按蚊吸食后，能阻止疟原虫在蚊体内的发育，起阻断传播的作用。口服吸收慢而完全，服后约 4 小时达血药峰浓度。代谢物由肾脏缓慢排出。$t_{1/2}$ 为 90 小时。用于：①疟疾病因性预防，近来发现本品有抗药性虫株产生，合并应用其他抗疟药及磺胺类药物等可提高其抗疟效果。②抗疟疾复发治疗，对疟原虫红细胞外期有效，故常与伯氨喹合用。③治疗弓形虫病。

（三）用法与用量

（1）预防疟疾，应于进入疫区前 1~2 周开始口服，一般宜服至离开疫区后 6~8 周，成人 1 次 25 mg，1 周 1 次；小儿 0.9 mg/kg，1 周 1 次，1 次不超过 25 mg。

（2）抗疟疾复发，成人 1 天 25~50 mg，连用 2 天；小儿酌减。多与伯氨喹合用。

（3）治疗弓形虫病，1 天 50 mg，顿服，共 1~3 天（视耐受力而定），以后 1 天 25 mg，疗程 4~6 周；小儿 1 mg/kg，分 2 次服，1~3 天后改为 0.5 mg/kg，分 2 次服，疗程 4~6 周。必要时可重复 1~2 个疗程。

（四）注意事项

（1）孕妇及哺乳期妇女禁用。肾功能不全、巨幼红细胞性贫血、意识障碍、葡萄糖-6-磷酸脱氢酶缺乏者慎用。

（2）本品治疗剂量毒性小，偶可引起红斑样、水疱状药疹。

（3）本品排泄极慢，有高度蓄积性，服药后前 5 天尿中排泄量仅占口服量的 12%，故 1 次误服过量或连续长期服用均能引起毒性反应。如 1 天 25 mg，用至 1 周以上，即可能干扰人体叶酸代谢，出现骨髓抑制和消化道症状，引起巨幼红细胞性贫血、粒细胞减少，及时停药可恢复。给予亚叶酸钙治疗可改善骨髓功能。长期应用本品应经常检查血常规。

（4）本品味不苦而微香，应防止小儿误作糖果服用。

（5）大剂量治疗弓形虫病时可引起中枢神经系统毒性反应。

（6）成人如 1 次服 150~200 mg，即有中毒危险，常在 1~5 小时内出现恶心、呕吐、头痛、头晕等症状，重者昏迷抽搐。6 岁以下小儿有因顿服 50~100 mg 而中毒致死者。急救法：洗胃，催吐，大量饮用 10%糖水或萝卜汁，给予葡萄糖输液及利尿药；痉挛、抽搐者注射硫喷妥钠。

四、与抗疟药联合应用的药物

如磺胺类和砜类药物，均属二氢叶酸合成酶抑制药，与 PABA 竞争二氢叶酸合成酶，从而抑制疟原虫二氢叶酸的合成。单用时效果较差，仅抑制红细胞内期疟原虫，对红细胞外期无效。与乙胺嘧啶或甲氧苄啶（TMP）等二氢叶酸还原酶抑制药合用，则由于疟原虫的叶酸代谢受到双重阻断，可增强疗效，并可能避免抗药性的产生。主要用于耐氯喹的恶性疟。常用药为磺胺多辛和氨苯砜。

第二节　抗阿米巴病与抗滴虫病药

一、抗阿米巴病药

（一）甲硝唑

1.作用与应用

本品为硝基咪唑衍生物，可抑制阿米巴原虫氧化还原反应，使原虫的氮链发生断裂。本品对肠内、肠外阿米巴滋养体有强大的杀灭作用，治疗急性阿米巴痢疾和肠道外阿米巴感染（如阿米巴肝脓肿等）效果显著，但对肠腔内阿米巴原虫和包囊则无明显作用，因此，单用本品治疗阿米巴痢疾时无根治肠腔病原体的作用，复发率高；对无症状的阿米巴包囊携带者无效。此外，本品尚有抗厌氧菌、抗滴虫及抗贾第鞭毛虫等作用。用于治疗肠道和肠外阿米巴病、滴虫阴道炎、贾第虫病、小袋虫病、皮肤利什曼病和麦地那龙线虫感染等。临床广泛用于厌氧菌感染的治疗。

2.用法与用量（口服）

（1）阿米巴痢疾，1 次 0.4~0.6 g，1 天 3 次，疗程 7 天。

（2）肠外阿米巴病，1 次 0.6~0.8 g，1 天 3 次，疗程 20 天。小儿治肠外阿米巴病，35~50 mg/（kg・d），分 3 次服，连服 10 天。

（3）贾第虫病，1 次 0.4 g，1 天 3 次，疗程 7~10 天；小儿 15~25 mg/（kg・d），分 3 次服，连服 10 天。

（4）小袋虫病，1 次 0.2 g，1 天 2 次，疗程 5 天。

（5）麦地那龙线虫感染，1 次 0.2 g，1 天 3 次，疗程 7 天。

（6）皮肤利什曼病，1 次 0.2 g，1 天 4 次，疗程 10 天，间隔 10 天后重复 1 个疗程。

（7）儿童治疗小袋虫病、麦地那龙线虫感染的剂量同贾第虫病。

别名、注意事项、药物相互作用参见第二章第二节人工合成抗菌药甲硝唑。

（二）塞克硝唑

1.别名

甲硝唑丙醇，信爽，西尼迪，沙巴克，赛他乐，明捷，优克欣，可尼。

2.作用与应用

本品为5-硝基咪唑类抗原虫药及抗厌氧菌药，具有与甲硝唑类似的作用和用途。其体外抗原虫谱与甲硝唑相似，包括阴道毛滴虫、牛毛滴虫、阿米巴痢疾、贾第鞭毛虫（十二指肠贾第鞭毛虫、肠贾第鞭毛虫）。对阴道毛滴虫和阿米巴痢疾的最小抑菌浓度（MIC）与甲硝唑相似；对十二指肠贾第鞭毛虫的最小抑菌浓度明显低于甲硝唑。体外实验显示其抗脆弱类杆菌活性与甲硝唑基本相同。口服吸收迅速完全，其生物利用度接近100%。主要用于由阴道毛滴虫引起的尿道炎和阴道炎、阿米巴痢疾、阿米巴肝脓肿、贾第虫病。

3.用法与用量

（1）由阴道毛滴虫引起的尿道炎和阴道炎，成人2.0 g，单次服用，配偶应同时服用。

（2）阿米巴痢疾。有症状的急性阿米巴痢疾，成人2.0 g，单次服用；儿童30 mg/kg，单次给药。无症状的急性阿米巴痢疾，成人1次2.0 g，1天1次，连用3天；12岁以上儿童1次30 mg/kg，1天1次，连用3天。

（3）阿米巴肝脓肿，成人1天1.5 g，12岁以上儿童30 mg/（kg • d），1次或分次服用，连用5天。

（4）贾第虫病，成人1次2.0 g，12岁以上儿童30 mg/kg，均单次给药。

4.注意事项

（1）对本品或硝基咪唑类药物过敏者、妊娠头3个月和哺乳期妇女禁用。原有中枢神经系统异常、血液系统疾病、恶病质患者慎用。

（2）常见口腔金属味或苦味，也可见消化道紊乱，如恶心、呕吐、畏食、舌炎、上腹痛，多为轻度，无须停药。偶见眩晕、头痛、皮疹、荨麻疹、瘙痒、深色尿、白细胞减少。而中度的神经功能紊乱罕见。

（3）服药期间饮酒或饮用含乙醇的饮料有潜在的双硫仑样反应，故服药期间或用药后

24 小时内应避免饮用。

（4）滴虫阴道炎患者服药期间应每天更换内裤，注意洗涤用具的消毒，防止重复感染。

（5）本品宜餐前服用。晚间服药可减轻胃肠反应。

（6）肝、肾功能减退者可能需要调整剂量，但目前缺乏相应的药动学研究。

5.药物相互作用

（1）与双硫仑合用可能引起谵妄或神志紊乱，应避免。

（2）本品可抑制华法林的代谢，增强其抗凝血作用，合用时应检测凝血酶原时间。

二、抗滴虫病药

甲硝唑是一种重要的抗滴虫病药物。

（一）作用与应用

本品对阴道毛滴虫有直接杀灭作用。口服后可分布于阴道分泌物、精液和尿液中，对女性和男性泌尿生殖道感染均有良好的疗效。治疗剂量对阴道内的正常菌群无影响。目前认为口服本品是治疗阴道毛滴虫所引起的阴道炎、尿道炎和前列腺炎最有效的药物，且简便、经济、安全，但抗甲硝唑虫株正在增多。

（二）用法与用量

口服：1 次 200 mg，1 天 3 次，同时每晚置 200 mg 栓剂于阴道内，连用 7 天。为保证疗效，应夫妇同时治疗。治疗过程中必须注意个人卫生，每天洗换内裤，消毒洗具。小儿治滴虫，20~50 mg/（kg · d），分 3 次服，连用 5~7 天。

第三节　抗血吸虫与抗丝虫病药

一、抗血吸虫病药

吡喹酮为一种重要的广谱抗蠕虫药，对日本血吸虫、埃及血吸虫、曼氏血吸虫单一感染或混合感染均有良好疗效。主要用于以下方面。①治疗各型血吸虫病：适用于慢性、急性、晚期及有并发症的血吸虫病患者，其特点为剂量小、疗程短、不良反应轻、有较高的近期疗效。血吸虫病患者经本品治疗后半年粪检虫卵转阴率为97.7%~99.4%。②预防血吸虫感染：皮肤涂搽0.1%浓度本品，12小时内对血吸虫尾蚴有可靠的防护作用。③华支睾吸虫病、肠吸虫病（如姜片虫病、异形吸虫病、横川后殖吸虫病等）、卫氏并殖吸虫病。④绦虫病（猪肉绦虫病、牛肉绦虫病、短膜壳绦虫病、阔节裂头绦虫病）、脑囊虫病。

二、抗丝虫病药

乙胺嗪是一种重要的抗丝虫病药，对丝虫的微丝蚴杀灭作用显著，在体内大剂量时对丝虫成虫（除盘尾丝虫外）也有一定的杀灭作用。对马来丝虫的作用优于班氏丝虫，对微丝蚴的作用优于成虫；在体外，乙胺嗪对丝虫的微丝蚴和成虫并无直接杀灭作用，表明其杀虫作用依赖于宿主防御机制的参与。乙胺嗪分子中的哌嗪部分可使微丝蚴的肌组织超极化，产生弛缓性麻痹而从寄生部位脱离，迅速“肝移”，并易被单核吞噬细胞系统拘捕；乙胺嗪也可破坏微丝蚴表膜的完整性，暴露抗原，使其易遭宿主防御机制的破坏。主要用于根治马来丝虫病、班氏丝虫病、罗阿丝虫病。也用于治疗盘尾丝虫病，因不能杀死成虫故不能根治。此外，本品尚可用于治疗哮喘和热带嗜酸性粒细胞增多症。对蛔虫感染也有效，但已为其他更安全有效的新型抗蠕虫药所取代。

第四节　抗肠蠕虫药

一、甲苯咪唑

（一）别名

甲苯达唑，二苯酮咪胺酯，二苯酮胍甲酯。

（二）作用与应用

本品为广谱驱肠虫药，具有显著的杀灭幼虫、抑制虫卵发育的作用。对蛔虫、钩虫、蛲虫、鞭虫、绦虫和粪类圆线虫等肠道蠕虫均有效。影响虫体多种生化代谢途径，与虫体微管蛋白结合抑制微管聚集，从而抑制分泌颗粒转运和其他亚细胞器运动，抑制虫体对葡萄糖的摄取，导致糖原耗竭；抑制虫体线粒体延胡索酸还原酶系统，减少 ATP 生成，干扰虫体生存及繁殖而死亡。此外，还对钩虫卵、鞭虫卵、蛔虫卵及幼虫有杀灭和抑制发育作用。本品口服吸收少，但食物尤其是进食脂肪性食物可增加吸收。由于吸收少、排泄快，故不良反应较少。用于治疗蛔虫病、蛲虫病、钩虫病、鞭虫病、粪类圆线虫病、旋毛虫病等肠道寄生虫病的单独感染及多种肠蠕虫的混合感染。

（三）用法与用量

（1）驱蛔虫、蛲虫，200 mg 顿服，1 次即可。

（2）驱钩虫、鞭虫，1 次 200 mg，1 天 2 次，连服 3~5 天。第 1 次治疗未见效者，可于 2 周后给予第 2 个疗程。

（3）驱粪类圆线虫，1 次 300 mg，1 天 2 次，连服 3 天。

（4）驱旋毛虫，1 次 300 mg，1 天 3 次，连服 7 天；小儿 4 岁以上同成人剂量，2~4 岁剂量减半。咀嚼片应充分嚼碎后咽下。

（四）注意事项

（1）对本品过敏者、肝肾功能不全患者、未满 2 岁的幼儿、孕妇及哺乳期妇女禁用。

（2）少数病例可出现轻微头晕、腹泻、腹部不适等，尚可见乏力、皮疹；偶见剥脱性皮炎、全身性脱毛症、氨基转移酶升高、粒细胞或血小板减少等，多可自行恢复。偶有蛔虫游走造成腹痛和吐蛔现象（与小剂量噻嘧啶合并应用后可避免发生），但均不影响治疗。

（3）严重的不良反应多发生于剂量过大、用药时间过长、间隔时间过短或合用肾上腺皮质激素的病例，应引起注意。有引起脑炎综合征的报道，多为迟发性。

（4）除习惯性便秘者外，不需服泻药。腹泻者因虫体与药物接触少，故治愈率低，应在腹泻停止后服药。

（5）克罗恩病及溃疡性结肠炎患者对本品的吸收增加，特别是大剂量使用时更易致毒性反应。

（6）本品无特效解救药，口服过量者应立即催吐及洗胃。

（五）药物相互作用

（1）卡马西平、苯妥英钠可加速本品的代谢，降低其效力。

（2）H_2受体阻滞剂西咪替丁则可减慢本品的代谢，增高其血药浓度。

二、复方甲苯咪唑

（一）别名

速效肠虫净，海蜜克。

（二）作用与应用

本品为甲苯咪唑与左旋咪唑的复方制剂，用于治疗蛲虫病、蛔虫病、钩虫病、鞭虫病、粪类圆线虫病、绦虫病。

（三）用法与用量

1.口服。片剂，驱蛲虫，1 片顿服；驱蛔虫，2 片顿服；驱钩虫或蛔虫、鞭虫、钩虫混合感染，1 次 1 片，1 天 2 次，连服 3 天。成人及 4 岁以上小儿按上述剂量，4 岁以下遵医嘱。服药期间不服泻药，不忌饮食。丸剂，驱蛲虫，20 粒顿服，用药 2 和 4 周后各重复用药 1 次；驱蛔虫，40 粒顿服；驱鞭虫、钩虫或蛔虫、鞭虫及钩虫混合感染，1 次 20 粒，1 天 2 次，连服 3 天。

2.外用。乳膏驱蛔虫、蛲虫，6 岁以上小儿及成人 1 支；2~6 岁小儿 1/2 支，一次性涂于腹部或大腿内侧皮肤上，涂药面积为 20 cm×20 cm，第 3 天重复使用 1 次。

（四）注意事项

（1）对本品过敏者、孕妇及未满 2 岁的幼儿禁用。肝肾功能不全者慎用。

（2）本品可使氨基转移酶及血尿素氮升高。

（3）腹泻者治愈率低。

第六章　抗肿瘤药物

恶性肿瘤是一种常见的严重危害人类健康的疾病。恶性肿瘤的死亡率仅次于心脑血管疾病，居第二位。目前，恶性肿瘤的治疗方法常采用手术治疗、放射治疗、药物治疗（化学治疗）和免疫治疗，其中化学结构占有重要地位。用于恶性肿瘤治疗的药物称为抗肿瘤药物。抗肿瘤药物按其化学结构、作用原理和来源可分为烷化剂、抗代谢药物、抗肿瘤抗生素及抗肿瘤植物药等。

第一节　烷化剂

烷化剂是抗肿瘤药物中使用最早的一类重要药物。这类药物在体内能形成缺电子的活泼中间体或者具有活泼的亲电性基团的化合物，进而与生物大分子中含有丰富电子的基团发生共价结合，使其丧失活性或使DNA分子发生断裂。

生物烷化剂在抑制和杀灭增生活跃的肿瘤细胞的同时，对其他增长较快的正常细胞同样产生抑制作用，会产生许多严重的不良反应，同时易产生耐药性而使疗效下降。

目前，临床使用的烷化剂按化学结构可分为：①氮芥类；②乙撑亚胺类；③亚硝基脲类；④甲磺酸酯类及多元醇类；⑤金属铂类配合物。

一、氮芥类

氮芥类是β-氯乙胺类化合物的总称，是治疗恶性肿瘤最早的药物，属于双功能基团烷化剂。

氮芥类药物的发现源于芥子气，第一次世界大战期间使用芥子气作为毒气，芥子气实际上是一种烷化剂毒剂，后来发现芥子气对淋巴癌有治疗作用。由于芥子气对人的毒性太大，因此不可能作为药用，通过对其结构改造得到氮芥类抗肿瘤药物。

氮芥类化合物的分子由两部分组成，即烷基化部分（双-β-氯乙胺）和载体部分。烷基化部分是抗肿瘤活性的功能基，载体部分的改变可改善本类药物在体内的吸收、分布等药代动力学性质。根据载体结构的不同，可将氮芥类药物分为脂肪氮芥、芳香氮芥、氨基酸氮芥等。

（一）氮芥 Chlorethine

1.化学性质

本品在水溶液中很不稳定。氮芥在 pH 大于 7 时发生水解而失活。盐酸氮芥在 pH 为 3~5 时较稳定，制成水针剂使用时 pH 必须保持在 3~5。

2.药理作用及临床应用

氮芥作为抗肿瘤药物，主要以区域动脉内给药或“半身化疗”（压迫主动脉阻断下身循环）治疗头颈部肿瘤，也用于恶性淋巴瘤的联合治疗。临床上主要治疗恶性淋巴瘤、淋巴肉瘤、霍奇金病、网状细胞肉瘤等。

3.不良反应

胃肠道反应有恶心、呕吐、腹泻等。全身反应有疲倦、乏力、头昏、寒战及发热等。骨髓抑制作用强而持久，对皮肤黏膜有刺激，可引起破溃。肝、肾功能不全的患者应慎用。

4.剂型及规格

针剂：每支 5 mg（1 mL）；10 mg（2 mL）。

（二）环磷酰胺 Cyclophosphamide

1.药理作用及临床应用

本药体外无抗肿瘤活性，进入体内先在肝脏中经微粒体功能氧化酶转化成醛磷酰胺，而醛磷酰胺不稳定，在肿瘤细胞内分解成酰胺氮芥及丙烯醛，酰胺氮芥对肿瘤细胞有细胞毒作用。环磷酰胺是双功能烷化剂，可干扰 DNA 及 RNA 的功能，尤以对 DNA 的影响更大，它与 DNA 发生交叉连接，抑制 DNA 合成，主要用于恶性淋巴瘤、急性淋巴细胞白血病、儿童神经母细胞瘤等，疗效显著，对多发生性骨髓瘤、肺癌、乳腺癌、卵巢癌、鼻咽癌等也有效。

2.不良反应

常见不良反应有骨髓抑制、出血性膀胱炎、胃肠道反应、闭经及精子减少等。

3.剂型及规格

注射剂：每支 100 mg；200 mg。片剂：每片 50 mg。

二、乙撑亚胺类——塞替派 Thiotepa

1.药理作用及临床应用

本药进入体内后，乙撑亚胺环开环与 DNA 的碱基结合进行烷基化反应。临床上主要用于治疗卵巢癌、乳腺癌、膀胱癌和消化道癌，是治疗膀胱癌的首选药物。

2.不良反应

本药对骨髓有抑制作用，可引起白细胞和血小板减少；消化道反应有恶心、呕吐、食欲缺乏及腹泻等，个别有发热及皮疹等。

3.剂型及规格

针剂：每支 10 mg（1 mL）；20 mg（2 mL）。

三、卡莫司汀 Carmustine

1.药理作用及临床作用

本品及其代谢物可通过烷化作用与核酸交联，也可因改变蛋白而产生抗癌作用。临床可用于脑癌、脑恶性肿瘤转移、脑性白血病及霍奇金病等，对肺癌、乳腺癌、淋巴肉瘤、黑色素瘤及睾丸肿瘤有一定疗效。

2.不良反应

主要为恶心、呕吐及迟发性骨髓抑制，白细胞和血小板下降，对肝、肾有一定毒性。应避免此药与皮肤接触，以免引起发炎及色素沉着。

3.剂型及规格

针剂：每支 125 mg（2 mL）。

同类药物洛莫司汀（lomustine）对脑瘤的疗效不及卡莫司汀，但对霍奇金病、肺癌及若干转移性肿瘤的疗效优于卡莫司汀。司莫司汀（semustine）抗肿瘤疗效优于卡莫司汀和洛莫司汀，毒性较低。链佐星（streptozocin）的分子结构中引入糖作为载体，其水溶性增加，毒副作用降低。将链佐星结构中的N-甲基换成β-氯乙基，可以得到氯脲霉素（chlorozotocin）。

四、白消安 Busulfan

1.药理作用及临床应用

本药对粒细胞的生成有选择性抑制作用，对慢性粒细胞白血病疗效显著。

2.不良反应

长期或大量使用可引起严重骨髓再生障碍，或有闭经、胎儿发育障碍、色素沉着、脱发、皮疹、男性乳腺发育、睾丸萎缩等不良反应。

3.剂型及规格

片剂：每片 0.5 mg；2 mg。

多元醇类药物主要是卤代多元醇，如二溴甘露醇（mitobronitol，DBM）和二溴卫矛醇（mitolactol，DBM）。

五、金属铂类配合物

1969 年首次报道顺铂对动物肿瘤有强烈的抑制作用，引起人们对金属配合物抗肿瘤研究的重视。近年来已证实铂、铑、钌、锗、锡等的化合物具有抗肿瘤活性，其中尤以铂的配合物效果较好。

顺铂（cisplatin）临床用于治疗膀胱癌、前列腺癌、肺癌、头颈部癌、乳腺癌、恶性淋巴癌和白血病等，目前被公认为是治疗睾丸癌和卵巢癌的一线药物，与甲氨蝶呤、环磷酰胺等有协同作用，无交叉耐药性，并有免疫作用。本品水溶性差，且仅能注射给药，缓解期短，并伴有严重的肾毒性、胃肠道毒性、耳毒性及神经毒性，长期使用会产生耐药性。

为了克服顺铂的缺点，用不同的胺类和各种酸根与铂（II）络合，合成一系列铂的配合物。卡铂（carboplatin）治疗小细胞肺癌、卵巢癌的效果比顺铂好，但对膀胱癌、头颈部癌的效果不如顺铂。奥沙利铂（oxaliplatin）属于新的铂类衍生物，没有顺铂的肾脏毒性，也无卡铂的骨髓毒性，但出现种属特异的心脏毒性。奥沙利铂用于经氟尿嘧啶治疗失败后的结直肠癌转移的患者，可单独或联合氟脲嘧啶使用。

第二节　抗代谢药物

抗代谢药物通过抑制DNA合成所需的叶酸、嘌呤、嘧啶及嘧啶核苷酸途径，从而抑制肿瘤细胞的生存和复制所必需的代谢途径，导致肿瘤细胞死亡。抗代谢药物的结构与细胞代谢产物嘧啶、嘌呤、叶酸很相似，将代谢物的结构作细微的改变可得到大多数抗代谢药物。由于抗代谢药物的作用点不同，因此交叉耐药性相对较少。常用的抗代谢药物有嘧啶拮抗药、嘌呤拮抗药、叶酸拮抗药等。

一、嘧啶拮抗药

氟脲嘧啶 Fluorouracil

1.药理作用及临床应用

简称5-FU。氟脲嘧啶与正常代谢物竞争性占据胸腺嘧啶合成酶，使其失去生物活性，从而抑制DNA的合成；可欺骗性地掺入生物大分子中，使其失去活性，导致肿瘤细胞的“致死合成”，使肿瘤细胞死亡。本药抗瘤谱比较广，对绒毛膜上皮癌及恶性葡萄胎有显著疗效，对结肠癌、直肠癌和乳腺癌、头颈部癌等有效，是治疗实体肿瘤的首选药物。

2.不良反应

可引起严重的消化道反应和骨髓抑制等。

3.剂型及规格

注射剂：0.25 g（10 mL）。

为了降低毒性、提高疗效，研制了大量的衍生物，如替加氟（tegafur）、双呋氟脲嘧啶（difuradin）、卡莫氟（carmofur）、去氧氟尿苷（doxiflurldine）等均为前药，在体内转化为氟脲嘧啶发挥作用，毒性较氟脲嘧啶低。

盐酸阿糖胞苷（cytarabine hydrochloride）主要用于急性淋巴细胞性及非淋巴细胞性白血病的诱导缓解期或维持巩固期、慢性粒细胞性白血病的急变期，也可联合用于非霍奇金淋巴瘤。也用于病毒性眼病，如树枝状角膜炎、角膜虹膜炎、流行性角膜、结膜炎等。不良反应有白细胞减少、血小板减少和巨幼细胞贫血等骨髓抑制，常见恶心、呕吐。此外，可出现口腔溃疡、血栓静脉炎和肝功能受损。

为了减轻盐酸阿糖胞苷在体内脱氨失活，将其氨基用链烃基酸酰化，如依诺他滨（enocitabine）可在体内代谢为盐酸阿糖胞苷而起作用，抗肿瘤作用比盐酸阿糖胞苷强而持久。环胞苷（cyclocytidine）为盐酸阿糖胞苷的中间体，体内代谢比盐酸阿糖胞苷慢，作用时间长，副作用较轻。氮杂胞苷（azacitidine）主要用于急性粒细胞白血病，对结肠癌、乳腺癌有一定疗效。

二、嘌呤拮抗药

巯嘌呤 Mercaptopurine

1.药理作用及临床应用

简称 6-MP。本药结构与体内活性物质次黄嘌呤相似，在体内经酶促作用转变为有活性的 6-硫代次黄嘌呤核苷酸，作为次黄嘌呤核苷酸的伪物质而抑制腺酰琥珀酸合成酶和肌苷酸脱氢酶的作用，从而干扰 DNA 和 RNA 的合成。临床用于急性白血病效果好，对慢性粒细胞白血病有效，也可用于绒毛膜上皮癌和恶性葡萄胎。另外，对恶性淋巴瘤、多发性骨髓瘤也有一定疗效。

2.不良反应

食欲减退、恶心、呕吐、腹泻、口腔炎、口腔溃疡；白细胞和血小板下降，严重者可有全血象抑制。

3.剂型及规格

片剂：每片 25 mg；50 mg；100 mg。

根据巯嘌呤在体内能抑制嘌呤核苷酸合成原理，对鸟嘌呤的结构进行类似的改造，同样得到巯鸟嘌呤（thioguanine，6-TG）。另外，嘌呤拮抗药中的喷司他丁（pentostatin）对腺苷酸脱氨酶具有较强抑制作用。

三、叶酸拮抗药

甲氨蝶呤 Methotrexate

甲氨蝶呤可以看成叶酸蝶啶基中的羟基被氨基取代后的叶酸衍生物。叶酸是核酸生物合成的代谢物，也是红细胞发育的重要因子，临床用作抗贫血药。

1.药理作用及临床应用

本药主要抑制二氢叶酸还原酶而使二氢叶酸不能还原成有生理活性的四氢叶酸，从而使嘌呤核苷酸和嘧啶核苷酸的生物合成过程中一碳基团的转移作用受阻，导致 DNA 的生物合成受到抑制。主要适用于治疗乳腺癌、绒毛膜上皮癌及葡萄胎，也可与其他化疗剂联合用于急性淋巴细胞性白血病。

2.不良反应

主要有口腔炎、胃炎、腹泻，严重时可便血。骨髓抑制主要表现为白细胞下降。长期用药可有肾功能损害、药物性肝炎等。

3.剂型及规格

片剂：2.5 mg；5 mg；10 mg。针剂：每支 5 mg；10 mg；25 mg；50 mg；100 mg。

第三节　抗肿瘤抗生素及抗肿瘤植物药

抗肿瘤抗生素是由微生物产生的具有抗肿瘤活性的化学物质。现已发现的抗肿瘤抗生素有许多种，这些抗生素大多是直接作用或嵌入DNA，干扰其模板的功能，为细胞周期非特异性抗肿瘤药。

抗肿瘤抗生素按化学结构可分为多肽类抗生素和蒽醌类抗生素。

从植物中寻找抗肿瘤药物，在国内外已成为抗瘤药物研究的重要组成部分。植物药抗肿瘤的有效成分研究属于天然药物化学的内容，但在天然药物有效成分上进行结构修饰，半合成一些衍生物，寻找疗效更好的药物近年来发展较快，已成为抗肿瘤药物的一个重要组成部分。

第七章　维生素

维生素是维持人体正常生理代谢所必需的一类微量、低分子有机化学物，主要参与集体能量转移和物质代谢调节，许多维生素是酶的辅基和辅酶的一部分。大多数维生素在人体内不能自身合成，一般情况下，人体需要通过摄取天然食物中的维生素或维生素原（维生物原是指在体内代谢或微生物作用下转变为微生物的有机物，即维生素前体）来满足人体的需要，并在体内保持一定的平衡。

在正常情况下，人体一般不会产生维生素缺乏，但在营养不良、患有某些疾病、服用某些药物或特殊生理时期（如妊娠、哺乳期）等情况下，对维生素的需求量增大，导致维生素缺乏，应予及时补充，否则将产生维生素缺乏的疾病，如缺乏维生素 A 易患夜盲症，缺乏维生素 D 易患佝偻病、骨软化病、骨质疏松，缺乏维生素 B1 易患脚气病。维生素为人体每天必需的微量营养物质，其需求量有一定的范围，过量服用会导致不良反应，甚至产生中毒，应合理使用维生素类药物。维生素一般具有外源性、特异性、微量性和调节性等特点。

中国早在公元前 2600 年就有关于谷皮煎汤防治脚气病的记载。1747 年，苏格兰医生林德发现柠檬能治维生素 C 缺乏症。1912 年，波兰科学家丰克从米糠中分离得到治疗脚气病的白色物质，这种物质被丰克称为“维持生命的营养素”，简称 vitamin（维他命），也称维生素。随着科学的发展，越来越多的维生素种类被人们认识和发现，形成了一个大家族。

目前发现的维生素有 60 多种，其化学结构各异，理化性质和生理功能各不相同，其中 13 种被世界公认，国际上通常按其溶解性将其分为脂溶性维生素和水溶性维生素两大类。临床常用脂溶性维生素有维生素 A、D、E 和 K 等，常用水溶性维生素有 B 族维生素、叶酸、烟酸、烟酰胺维生素 H 和维生素 C 等。

第一节 脂溶性维生素

脂溶性维生素包括维生素 A、D、E 和 K 等，大多数易溶于有机溶剂而难溶于水，随脂质一起被机体吸收利用，主要通过胆汁排泄，在体内消除较慢，易于蓄积，摄入过多会引起毒副作用。

一、维生素 A

1913 年美国学者提出，在动物来源的食物，如肝、奶、蛋黄、黄油中存在一种营养必需品，并命名为维生素 A。1931 年从肝油中分离出视黄醇，同时阐明其化学结构，并命名为维生素 A_1。后来又从淡水鱼中分离得到维生素 A_2。

维生素 A 通常称为维生素 A_1，维生素 A_2 又称为去氢维生素 A。目前发现的有 6 种异构体，其中全反式结构维生素 A_1 最稳定、活性最强。《中国药典》中收载的是维生素 A_1 醋酸酯。

维生素 A_1 主要以棕榈酸酯的形式存在于海水鱼类、哺乳动物中，其中占体内维生素 A 总量的 95%。维生素 A_2 主要存在于淡水鱼中，其生物活性仅为维生素 A_1 的 30%~40%。

一些植物中含有维生素 A 原，如β-胡萝卜素、玉米黄素等，人体中 2/3 的维生素 A 来自β-胡萝卜素，在小肠经酶作用后得到 2 分子的维生素 A_1。这些物质作为维生素 A 原，在体内转化为维生素 A，可视为人体维生素 A 的来源。

维生素 A 过去主要从鱼肝油中提取，现多用合成法制得。

（一）维生素 A 醋酸酯 Vitamin A Acetate

1.性状

本品为黄色棱状结晶，不溶于水，为脂类化合物，其稳定性比维生素 A 好。临床上常将本品或其棕榈酸酯溶于植物油中应用。

本品分子中具有不饱和双键，易被空气氧化。在光照、空气、加热及重金属离子存在的情况下，可生成环氧化合物，使药物失去活性。

维生素 A 醋酸酯的稳定性高于维生素 A，且在植物油中较空气中稳定，生产中常用其棕榈酸酯或醋酸酯溶于植物油，同时加入脂溶性抗氧剂，如维生素 E、对羟基叔丁基茴香醚（BHA）或叔丁基对甲酚（BHT）等，储存在铝制容器中，充氮气，阴凉、干燥处保存。

在长期储存中，即使在暗处或氮气中，也会部分发生顺反异化构化，使效价降低。

2.药理作用及临床应用

①构成视觉细胞内感光物质。维生素 A 醋酸酯在体内经酶水解成维生素 A，进一步氧化为 11-顺式黄醛，与视蛋白结合构成能感受弱光和暗光的视紫红质（存在于视网膜干细胞中，是人在微弱光线中视觉能力必须依赖的一种重要物质）。②促进正常的生长发育。③维持上皮组织结构的完整和健全。维生素 A 是维持一切上皮组织健全所必需的物质，缺乏时会使上皮细胞的功能减弱，导致皮肤的弹性下降、干燥粗糙、失去光泽。在眼部，由于泪腺上皮角化、泪液分泌受阻，导致角膜干燥，即干眼病，因此维生素 A 又称为抗干眼病维生素。④维生素 A 类化合物对多种肿瘤形成有预防和抑制作用（抑癌机制尚不清楚），并能增强机体的免疫反应与抵抗力等。

临床上主要用于因维生素 A 缺乏引起的夜盲症、干眼病、结膜炎、角膜软化、皮肤干燥、粗糙及黏膜抗感染能力降低的治疗。维生素 A 及其衍生物具有一定的抗癌作用，用于上皮癌与食管癌的防治，还用于妊娠、哺乳期妇女和婴幼儿的适量补充。

3.不良反应

长期大剂量服用可导致维生素 A 过多，甚至发生急性中毒（成人 1 次服用 100 万 IU，儿童 1 次服用 30 万 IU）或慢性中毒（10 万 IU/d 连续 6 个月以上），表现为食欲缺乏、皮肤发痒、毛发干枯、脱发、口唇皲裂、烦躁、颅内压增高、婴儿前囟宽而隆起、低热、高血钙、骨痛等。过量服用可导致肝、肾损害，孕妇可致胎儿畸形。

4.剂型及规格

维生素 A 软胶囊：每粒 5 000 U；2.5 万 U。维生素 AD 软胶囊：每丸含维生素 A 1500 U 与维生素 D 500 U；维生素 A 3000 U 与维生素 D 300 U；维生素 A 10000 U 与维生素 D 1000 U。

（二）维生素A醛及维生素A酸

维生素A分子结构中具有高度的特异性，分子结构中4个双键必须与环状结构共轭，否则会使活性消失；增长与缩短脂肪链或增加双键均会使活性降低；双键部分或全部被氢化，均会使活性消失。将醇羟基氧化为醇（维生素A醛），其活性不变，转化为羧酸（维生素A酸）时活性为维生素A的1/10。经试验证明，维生素A酸及其衍生物在防癌及抗癌方面有较好的疗效，目前维生素A酸作为诱导急性早幼粒细胞白血病的首选药。

二、维生素D

维生素D是抗佝偻病维生素的总称。目前已知的至少有10种，它们都属于固醇衍生物。其中重要的天然的维生素D有两种，分别为D_2和D_3。

在植物油与酵母中含有不被人体吸收的麦角固醇，经日光与紫外线照射后，可转化为人体所利用的维生素D_2，人体皮肤下面所含的7-脱氢胆固醇，经日光照射后可转化为维生素D_3，多晒太阳可以预防佝偻病。肝、奶、蛋黄及鱼肝油均含有丰富的维生素D_3。

20世纪80年代，人们通过研究维生素D_2、D_3的体内代谢，发现它们必须在体内进行一系列的代谢转化，才能成为具有活性的物质。进一步开发出骨化三醇、阿尔法骨化醇，具有作用迅速的特点，更适合于老年人补钙。

（一）维生素D_2 Vitamin D_2

维生素D_2又名骨化醇、麦角固醇。本品在紫外线照射或露置在日光下储存均可生成超固醇和速固醇，储存时应避光。本品与滑石粉和磷酸氢钙接触可发生异构化，生成异骨化醇和速固醇。

维生素D_2注射剂：5 mg（1 mL）；10 mg（2 mL）。维生素D_2胶丸：每粒0.125 mg；0.25 mg。

（二）维生素D_3 Vitamin D_3

维生素D_3又名胆骨化醇。本品其稳定性强于维生素D_2，但遇空气和光仍可变质，宜遮光、充氮保存。

1.药理作用及临床应用

维生素 D_3 在体内并无生理活性，必须先在肝中经25-羟化酶作用生成25羟基维生素 D_3，经血液转运至肾近曲小管上皮细胞线粒体中经1α-羟化酶再进一步羟化，形成1α，25-（OH）$_2$-D_3 才具有生理活性。促进小肠黏膜对钙、磷的吸收，增加肾小管对钙、磷的重吸收，维生素 D_2、D_3 的代谢途径相同，在人体中具有相似的生理活性。维生素D与甲状旁腺素和降钙素具有协同作用，维持体内血钙、血磷的平衡。

临床上主要用于佝偻病的防治、骨软化症及老年性骨质疏松症等，还用于因免疫反应异常导致的疾病如银屑病的治疗。

2.不良反应

长期过量服用会出现高血钙，可引起肾损害、钙沉着，出现多尿、多饮、夜尿、恶心、呕吐、低热、骨与关节痛等。一般成人5万~15万IU/d，儿童2万~5万IU/d，长期连续使用可发生中毒。

3.剂型及规格

维生素 D_3 注射液：5 mg（1 mL）；10 mg（1 mL）。维生素 D_3 注射液：3.75 mg（0.5 mL）；7.5 mg（1 mL）；15 mg（1 mL）。

三、维生素E

维生素E是一类与生殖功能有关的维生素，具有抗不孕作用，又称为生育酚。其结构分为生育酚和生育三烯酚两类。它们各有4个同系物，共有8种异构体，分别是α、β、γ、δ生育酚及α、β、γ、δ生育三烯酚。其中α-生育酚的活性最强，δ-生育酚活性最小。它们分布于动植物中，以麦芽胚油、花生油、玉米油中含量最为丰富。一般以α-生育酚代表维生素E。

天然维生素E有3个R型手性碳，为右旋体。1936年分离出维生素E，并于1938年成功合成，人工合成品为外消旋体。现常用的为人工合成消旋体，其活性为天然品的40%。《中国药典》中收载的为α-生育酚的醋酸酯。

维生素 E 醋酸酯 Vitamin E Acetate：

1.药理作用及临床应用

《中国药典》中称维生素 E。①促使腺垂体分泌，促进腺激素，促进精子生成和活动，增强卵巢功能，促进卵泡增多，增强黄体酮的作用，具有抗不育症功能；②能降低机体组织对氧的消耗，增强细胞线粒体功能，具有清除体内含氧自由基的功能，减轻氧自由基对细胞膜的损伤，改善脂质代谢；③对生物膜有稳定、保护及调控、抗氧化等作用，综合表现为抗衰老作用。

临床常用于习惯性流产、先兆性流产、不育症；防治动脉粥样硬化，改善进行肌营养不良症及抗衰老；早产儿溶血性贫血治疗；可外用于冻疮、多形性红斑、色素性紫癜性皮肤病；应用于治疗小腿性痉挛和间歇性跛行等。

2.不良反应

维生素 E 不良反应较少，长期大量使用可引起视力模糊、乳腺肿大、腹泻、头晕、流感样症状、头痛、恶心及胃痉挛、乏力软弱。个别患者有皲裂、唇炎、口角炎、胃肠功能紊乱、肌无力，妇女可致月经过多或闭经等，停药后消失。

3.剂型及规格

片剂：每片 5 mg；10 mg；100 mg。注射剂：5 mg（1 mL）；50 mg（1 mL）。胶丸剂：每丸 5 mg；10 mg；50 mg；100 mg。

四、维生素 K

维生素 K 是一类具有凝血作用的维生素的总称。它广泛分布于动植物中，在肠道中的细菌也能合成。维生素 K 为形成活性凝血因子Ⅱ、凝血因子Ⅶ、凝血因子Ⅺ和凝血因子Ⅹ所必需，维生素 K 缺乏时会导致出血病症或凝血时间延长。

维生素 K 最早于 1929 年由丹麦化学家从动物肝和麻子油中发现并提取。已知有维生素 K_1~K_7 七种。其中，维生素 K_1~K_4 属于 2-甲萘醌类衍生物，维生素 K_5~K_7 属于萘胺类衍生物。维生素 K_1、K_2 主要存在于绿色植物中，是天然存在的，属脂溶性维生素；维生素 K_3、

K_4为化学合成品，溶解于水，可用于口服或注射，其中维生素K_3的化学活性最强。所有维生素K的化学性质都较稳定，能耐酸、耐热，正常烹调中只有很少损失，但对光敏感，也易被碱和紫外线分解，要避光保存。

维生素K_3 Vitamin K_3：

1.药理作用及临床应用

又名亚硫酸氢钠甲萘醌。①促进血液凝固。人体内第II、VII、IX、X凝血因子由无活性型向活性型的转变，这一反应需要γ-羧化酶，维生素K为该酶的辅助因子，维生素K缺乏将导致凝血酶原过低，可见出血倾向和凝血酶原时间延长。临床常用于维生素K缺乏所引起的出血性疾病，如新生儿出血、肠道吸收不良所致维生素K缺乏及低凝血酶原血症等。维生素K又称凝血维生素。②参与骨骼代谢。维生素K参与合成BGP（维生素K依赖蛋白质），BGP能调节骨骼中磷酸钙的合成。特别对于老年人来说，他们的骨密度和维生素K成正相关。经常摄入大量维生素K的绿色蔬菜的女性能有效降低骨折的危险性。

2.不良反应

较大剂量可致新生儿、早产儿溶血性贫血、高胆红素血症及黄疸；红细胞6-磷酸脱氢酶缺乏症患者可诱发急性溶血性贫血；大剂量使用可致肝损害。肝功能不全的患者可用维生素K_1。

3.剂型及规格

注射剂：2 mg（1 mL）；4 mg（1 mL）。

第二节　水溶性维生素

水溶性维生素主要包括维生素B_1、维生素B_2和维生素C等，是一类能溶于水的有机营养分子，常是辅酶或辅基的组成部分，其中包括在酶催化中起着重要作用的B族维生素以及维生素C（抗坏血酸）等。

一、B族维生素

B族维生素包括许多化学结构及生理作用完全不同的物质，主要有维生素B_1（硫胺）、维生素B_2（核黄素）、维生素B_6（钴胺素）、烟酸及烟酰胺、生物素、叶酸、泛酸、维生素B_{12}等（表11-1）。

维生素B_1 Vitamin B_1：

维生素B_1主要存在于动物内脏、肉类、豆类和粮食作物中。

1.化学性质

又名盐酸硫胺。其水溶液显酸性。本品的干燥固体性质稳定，但其水溶液与空气中的氧接触，易被氧化成具有蓝色荧光的硫色素而失效，光照，金属离子如铜、铁等均能加速其氧化。在碱性溶液中容易分解变质，遇光和热效价下降，应置于避光、阴凉处保存。

本品在碱性条件下，噻唑环被氧化开环，破坏生成硫醇型化合物而失效。本品注射剂不能与碱性药物如磺胺类钠盐、氨茶碱注射液配伍使用。

本品溶解于氢氧化钠溶液中，生成硫醇化合物，进一步被铁氰化钾氧化成硫色素，产物溶于正丁醇中，显蓝色荧光，加酸呈酸性，荧光即消失，再加碱，荧光又复现。此反应为维生素B_1的专属反应。

本品水溶液遇$NaHSO_3$、$NaHCO_3$均发生分解，$NaHSO_3$不可用于维生素B_1的抗氧剂。苯巴比妥钠、$NaHCO_3$等碱性药物不可与该药配伍。

本品分子中含有嘧啶环和噻唑环，能与某些生物碱沉淀试剂作用生成沉淀，如与碘化汞钾反应生成黄色沉淀，与碘试液生成红色沉淀。

2.药理作用及临床应用

维生素B_1进入体内，转变为有生物活性的硫胺焦磷酸酯，为脱羧酶辅酶组成部分，影响碳水化合物的正常代谢（特别是糖代谢）及神经组织的供能，影响神经细胞膜髓鞘磷脂合成及核酸的合成，影响胆碱能神经的传导，维持正常的心脏系统功能，又称为维生素B_1的神经炎素。

临床主要用于防治脚气病，还可作为感染、高热、甲状腺功能亢进、心肌炎、神经炎、营养不良等的辅助治疗。

3.不良反应

推荐剂量的维生素 B_1 几乎无毒性，但大剂量使用可出现头痛、疲倦、烦躁、食欲缺乏、腹泻、水肿。注射给药偶见过敏反应，静脉注射偶可致过敏休克甚至致死，一般不宜静脉注射。肌内注射应预先做皮试。

4.剂型及规格

片剂：每片 5 mg；10 mg。注射剂：50 mg（1 mL）；100 mg（2 mL）。

二、维生素 C

维生素 C Vitamin C

本品广泛存在于柠檬、柑橘、新鲜蔬菜及其他许多植物中。药用品由化学合成得到。

1.性状

本品为白色结晶或结晶粉末；无臭，味酸，MP190~192℃。熔融时同时分解。久置色渐变微黄，易溶于水。

2.化学性质

本品水溶液显酸性。酸性较弱，一般表现为一元酸。

在空气中的氧化速度由 pH 和氧的浓度决定，在酸性条件下稳定性强于碱性，并受重金属离子催化，催化顺序为 $Cu^{2+}>Cr^{2+}>Mn^{2+}>Zn^{2+}>Fe^{3+}$。

在空气、光线、温度等的影响下，氧化生成去氢维生素 C，在一定条件下发生脱水、水解和脱羧反应而生成糖醛，聚合呈黄色。这是本品在生产储存过程中变色的主要原因。酸、碱都可以催化此反应进行。

在生产中，为防止药物变质，在制片剂时采用干法制粒；配置注射液时应使用 CO_2 饱和的注射用水，pH 控制在 5~6，并加入 EDTA-2Na 和焦亚硫酸钠等作为稳定剂，通入 CO_2、N_2 等置换安瓿液面上的空气。

3.药理作用及临床应用

①参与胶原蛋白的生成，降低毛细血管的通透性及脆性；②促进抗体的生成，提高机体的免疫力；③促进核酸、血红蛋白、红细胞的合成；④降低血清胆固醇的含量，在多种生物氧化和还原的过程中起重要的作用；⑤参与神经递质的合成；⑥具有明显的抗肿瘤活性。

临床上主要用于维生素 C 缺乏的防治、克山病的治疗、各种传染性疾病及过敏性紫癜的辅助治疗，同时广泛用于制药机食品工业的添加集合抗氧剂。

4.不良反应

推荐剂量未见不良反应。长期服用 1 日 2~3 g 可引起停药后维生素 C 缺乏症；长期过量服用偶可引起尿酸盐、半胱氨酸或草酸盐的泌尿系统结石；过量服用可引起腹泻、皮肤红而亮、头痛、尿频、恶心、呕吐、胃部不适（如胃痉挛、反酸）等反应。

5.剂型及规格

片剂：每片 25 mg；50 mg。注射剂：0.1 g（1 mL）；0.25 g（2 mL）；0.5 g（5mL）；2.5 g（20 mL）。

参考文献

[1]陈惠.临床药物学[M].昆明:云南科技出版社，2018.

[2]郭勇，李政，陈霞玲，等.临床药物治疗学[M].北京:科学技术文献出版社，2018.

[3]杨宝学，张兰.实用临床药物学[M].北京:中国医药科技出版社，2018.

[4]贺大伟，张哲，纪坤.临床药物治疗学[M].天津:天津科学技术出版社，2018.

[5]葛洪.新编临床药物学[M].长春:吉林科学技术出版社，2018.

[6]张秀峰.临床药物治疗的安全应用[M].北京:科学技术文献出版社，2018.

[7]陈杰，陈威，陈孝.临床药物速查手册[M].3 版.广州:广东科技出版社，2018.

[8]刘俊.临床实用药物新编[M].昆明:云南科技出版社，2018.

[9]郎丰山.实用药物应用与临床[M].天津:天津科学技术出版社，2018.

[10]李焕德.临床基本药物手册[M].2 版.长沙:湖南科学技术出版社，2018.

[11]王利霞.现代药物临床应用精要[M].昆明:云南科技出版社，2018.

[12]刘宝枚.临床药理与药物治疗应用[M].北京:科学技术文献出版社，2018.

[13]闫倩倩.临床药物学[M].长春:吉林科学技术出版社，2017.

[14]牟延光，王卫振.便携式临床药物手册[M].济南:山东科学技术出版社，2017.

[15]杜士明，罗杰，胡怀明.实用临床药物手册[M].武汉:华中科技大学出版社，2017.

[16]段红福，王媛媛，徐霄，等.药物学基础与临床应用[M].长春:吉林科学技术出版社，2017.